CONTRIBUTION A L'ÉTUDE

DE

L'ACTION PHYSIOLOGIQUE DU CHLORAL

SUR LA

CIRCULATION ET LA RESPIRATION

RECHERCHES CRITIQUES ET EXPÉRIMENTALES

PAR

Le Dr R. TROQUART,

Ex-interne des hôpitaux de Paris,
Ex-aide de clinique chirurgicale,
Aide d'anatomie et Lauréat de l'Ecole de médecine de Bordeaux.

———

V. A. DELAHAYE ET Cie, LIBRAIRES-ÉDITEURS

Place de l'École-de-Médecine.

——

1877

CONTRIBUTION A L'ÉTUDE

DE

L'ACTION PHYSIOLOGIQUE DU CHLORAL

SUR LA

CIRCULATION ET LA RESPIRATION

RECHERCHES CRITIQUES ET EXPÉRIMENTALES

PAR

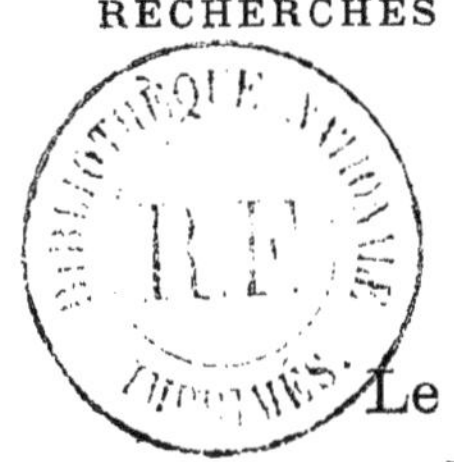

Le Dr R. TROQUART,

Ex-interne des hôpitaux de Paris,
Ex-aide de clinique chirurgicale,
Aide d'anatomie et Lauréat de l'Ecole de médecine de Bordeaux.

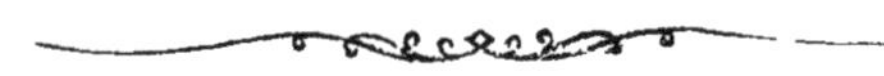

V. A. DELAHAYE ET Cie, LIBRAIRES-ÉDITEURS

Place de l'École-de-Médecine.

—

1877

CONTRIBUTION A L'ÉTUDE

DE

L'ACTION PHYSIOLOGIQUE DU CHLORAL

SUR LA CIRCULATION ET LA RESPIRATION

RECHERCHES CRITIQUES ET EXPÉRIMENTALES

INTRODUCTION.

L'action qu'exerce le chloral sur l'organisme est encore peu connue. Les physiologistes qui se sont occupés de ce sujet ont eu surtout en vue les effets hypnotiques et anesthésiques du médicament; mais les troubles cardiaques et respiratoires qu'il provoque n'ont pas suffisamment fixé l'attention. On conçoit cependant tout l'intérèt que comporte cette question, surtout depuis que M. le professeur Oré a proposé d'administrer le chloral, chez l'homme, par la voie intra-veineuse, et depuis que ces injections ont été tentées non-seulement par le physiologiste de Bordeaux, mais encore par un certain nombre de chirurgiens français et étrangers. Ne devient-il pas de la plus haute importance de connaître dans ses moindres détails l'action d'une substance qu'on se propose d'introduire par la voie veineuse dans l'économie, et de rechercher si le contact immédiat

Troquart. 1

de cette substance avec la surface interne du cœur n'entraîne pas de troubles fonctionnels? Si ces troubles surviennent, ne reste-t-il pas à déterminer dans quelles conditions ils se produisent, dans quelle mesure ils sont réparables, et jusqu'à quel point on peut les éviter?

Telles sont les diverses questions que nous nous sommes posées, et qui sont devenues le point de départ de nos recherches.

Notre ami, M. le Dr François Franck, nous a mis sur la voie en nous signalant un phénomène des plus intéressants, consécutif à l'injection intra-veineuse de chloral, je veux parler de l'arrêt du cœur. Il avait constaté cet arrêt dans un grand nombre d'expériences, et il avait même employé le chloral pour provoquer des désordres circulatoires dont il faisait le sujet d'une étude spéciale. Nous avons repris et continué ces recherches dans le laboratoire de M. le professeur Marey, en utilisant autant que possible les ressources fournies par la méthode graphique. Aussi espérons-nous qu'à défaut de toute autre valeur, les résultats consignés dans ce travail, et appuyés pour la plupart de tracés graphiques, auront du moins le mérite de l'exactitude. Les nombreux appareils dont la physiologie dispose aujourd'hui permettent en effet non-seulement d'observer, mais d'inscrire des phénomènes complexes, et par suite de les interpréter avec une rigueur et une précision qu'il était impossible d'atteindre il y a quelques années. C'est à l'aide des procédés d'exploration les plus récents, et sur les animaux les plus divers, que nous avons fait nos expériences. Quant au mode d'introduction dans l'organisme, il a varié; mais le plus souvent nous avons eu recours à l'injection intraveineuse. La plus grande partie de ce travail est en effet consacrée à l'étude des troubles immédiats provoqués par le contact du chloral avec la surface interne du cœur. Nous avons essayé de déterminer, non-seulement dans quelles conditions se produisent le ralentissement ou l'arrêt du

cœur, mais encore comment se comporte cet organe ralenti
sous l'influence du chloral ; quelles sont les modifications
que subissent chacune de ses parties constituantes, etc.
Dans toutes les expériences qui ont été nécessitées par
l'étude de ces questions, nous avons dû recourir à l'injection
intra-veineuse sur le chien ou le lapin. Mais lorsque nous
avons recherché quels sont les troubles consécutifs à l'action lente du chloral sur l'organisme, nous avons utilisé
divers autres modes d'absorption, tels que l'absorption
cutanée, sous cutanée, etc.

On trouvera consignés avec détails les résultats de ces
nombreuses expériences, dans le cours de cette thèse. Quant
aux expériences elles-mêmes, nous avons jugé qu'il serait
sans intérêt de les publier tout au long ; nous avons préféré
consacrer quelques pages à l'exposition des procédés mis
en usage le plus généralement, et, à propos de chaque point
particulier, indiquer seulement les résultats obtenus.

En outre des phénomènes cardiaques, nous avons constaté des troubles respiratoires aussi constants que les
premiers, et qui consistent le plus souvent en un arrêt
parfois très-prolongé. Ces accidents, à peu près complètement ignorés jusqu'à ce jour, sont d'une interprétation des
plus difficiles, et parfois avons-nous été obligé d'indiquer
seulement un fait, sans essayer d'en donner une théorie.
Dans la plupart de nos figures, le tracé de la courbe respiratoire a été pris simultanément avec ceux de la pression
et des pulsations cardiaques, ce qui permet d'apprécier
avec une précision mathématique l'ordre d'apparition de
chaque phénomène.

Nous devons ajouter que si certains points de l'action
physiologique du chloral sur la circulation et la respiration
ont été traités avec détails, c'est à dessein que d'autres ont
été laissés dans l'ombre, tels que l'action sur le sang, sur
les parois vasculaires, etc.

Notre but, en effet, n'est pas de traiter la question sous

tous ses aspects, mais de nous borner à l'exposition d'un certain nombre de faits nouveaux, dignes d'intérêt, et à la discussion des théories qui expliquent le mieux leur mécanisme. Ainsi circonscrite, la question n'est pas sans présenter encore de grandes difficultés. Si nous n'avons pu les vaincre toutes, il nous reste du moins un espoir, c'est que les indications que nous fournissons ne demeureront pas stériles, mais, qu'éveillant l'attention des physiologistes sur l'action du chloral, elles deviendront le point de départ de recherches nouvelles et d'applications utiles.

Avant de terminer ce préambule, qu'il nous soit permis d'adresser nos plus sincères remerciements à M. le professeur Marey, pour les conseils qu'il nous a toujours prodigués, et l'obligeance avec laquelle il a mis à notre disposition les ressources de son laboratoire ; et enfin, à notre excellent ami, M. le D' François Franck, qui non-seulement nous a inspiré ce travail, mais encore a bien voulu nous communiquer le résultat de ses expériences personnelles, et nous diriger dans la plupart de nos recherches.

HISTORIQUE.

L'hydrate de chloral n'est pas un corps nouveau. Découvert en 1831 par Liebig, il ne fut introduit dans la thérapeutique qu'en 1869 par O. Liebreich ; ce fut le raisonnement qui mit ce dernier sur la voie, et lui permit de soupçonner, avant d'en avoir fait l'expérience, le parti que l'on pourrait tirer du nouvel agent. Les chimistes n'ignoraient pas la propriété que possède le chloral de se dédoubler en présence des alcalis en deux produits nouveaux, chloroforme et formiates alcalins. Aussi, lorsque Liebreich voulut étudier les effets du dédoublement, consécutif à l'oxydation, de certains composés chimiques dans l'organisme, pensa-t-il naturellement au chloral. Ce corps présentait en effet l'immense avantage de donner naissance à un nouveau produit dont les effets anesthésiques étaient bien connus. D'où Liebreich concluait théoriquement que, si le dédoublement avait lieu dans l'organisme, il serait rendu évident par les phénomènes physiologiques observés. Il fit donc absorber à divers animaux des doses variables d'hydrate de chloral en solution, et obtint des effets anesthésiques remarquables. Aussitôt il s'empressa d'annoncer à la Société de médecine de Berlin (juin 69) et à l'Institut de France (août 69) le résultat de ses expériences.

Les faits intéressants annoncés par Liebreich eurent un grand retentissement. En France et à l'étranger, un grand nombre d'expérimentateurs s'empressèrent de vérifier les faits annoncés et, sauf de rares exceptions, chacun s'accorda à reconnaître que le chloral possédait en effet des propriétés hypnotiques et anesthésiques incontestables.

Aussi, dès son apparition, jouit-il d'une vogue et d'un crédit dont il serait difficile de se faire une juste idée, si l'on n'avait des documents sous les yeux. M. Labbée rapporte, d'après Richardson. que la consommation du chloral en Angleterre fut, du mois d'août 1869 au mois de février 1871, de plus de 36 millions de doses narcotiques ; et, d'après Pollak, que plus de 312 mémoires avaient été écrits sur ce médicament au mois de février 1874.

Les praticiens en effet accueillirent le chloral avec l'empressement, je dirais presque l'enthousiasme, qui accompagne l'apparition de tous les nouveaux médicaments; et il est peu d'affections contre lesquelles ils n'aient essayé ses effets. Il serait trop long d'énumérer ici les nombreuses tentatives thérapeutiques auxquelles je viens de faire allusion ; je renvoie à l'article de M. Labbée (1) pour de plus amples renseignements à ce sujet.

Je n'ai pas, en effet, l'intention de faire l'histoire complète du chloral et de ses nombreuses applications théra-

(1) E. Labbée. Art. chloral. Dict. encyclop.

peutiques ; j'ai voulu seulement faire ressortir un fait :
c'est que, malgré son emploi journalier, et dans des proportions considérables, le chloral est encore très-peu connu
au point de vue de son action sur l'organisme. Ce n'est pas
à dire que les physiologistes aient laissé dans l'ombre l'é-
tude de ce médicament ; il est devenu, au contraire, le
le sujet d'un grand nombre de travaux, et, en même temps,
le point de départ des discussions les plus passionnées.

Les premières dissensions auxquelles il a donné lieu, ont
eu surtout pour objet son mode d'action sur l'économie.
Agit-il comme le voulait Liebreich, par le chloroforme auquel son dédoublement donnerait naissance ; ou bien,
comme le veut Gubler, se comporte-t-il à la façon d'un
corps abolument nouveau, et possédant des propriétés qui
lui seraient propres? Doit-on, enfin, accorder une part aux
formiates alcalins, produits secondaires de son dédoublement en présence du sang? Telles sont les diverses opinions qui ont été émises et chacune a trouvé d'habiles dé-
fenseurs.

Il est encore bien des points de l'histoire physiologique
du chloral qui restent en litige. Si tout le monde reconnaît au médicament une puissance hypnotique incontestable, l'accord n'est pas aussi général au sujet deses propriétés
anesthésiques. Ainsi, tandis que M. Demarquay se refuse
à le regarder comme capable d'éteindre ou d'amoindrir la
sensibilité, et va même jusqu'à prétendre que, dans certains cas, il est hyperesthésiant, M. Oré (de Bordeaux) le
considère comme le plus puissant de tous les anesthésiques.
Il est vrai que les expérimentateurs ne se sont pas placés
dans les mêmes conditions, et qu'il y a lieu de tenir grand
compte des doses employées, ainsi que du mode d'introduction dans l'organisme.

Quoi qu'il en soit, il reste encore à éclaircir bien des
questions que je ne puis qu'indiquer ici. Mon but, en effet,
n'est pas de reprendre entièrement l'histoire du chloral,

mais de rechercher ce qui a été fait par les physiologistes, et rapporté par les observateurs, au point de vue de l'action de ce médicament sur deux des fonctions organiques les plus importantes, la *circulation* et la *respiration*.

Lorsque l'on parcourt les nombreux travaux écrits sur l'hydrate de chloral, on est frappé par un premier fait : c'est que, presque tous les auteurs signalent consécutivement à l'administration du médicament, des troubles cardiaques, vasculaires et respiratoires, mais que bien peu ont insisté sur les phénomènes observés, et ont cherché à étudier expérimentalement la cause de ces troubles fonctionnels. Cependant, lorsque Liebreich, le 22 juin 1869, communiquait à l'Académie des sciences de Berlin le résultat de ses expériences sur des grenouilles, des lapins, etc. ; il constatait, dès cette époque, les troubles circulatoires que nous venons de signaler, et poussant l'analyse plus loin que la plupart des auteurs qui ont écrit après lui, il cherchait à expliquer ces phénomènes. Il ne s'est d'ailleurs pas borné à cette communication, et poursuivant ses expériences, il en a indiqué les résultats dans des publications postérieures (1).

Liebreich reconnaît dès ses premières expériences que, chez les divers animaux qu'il soumet à l'influence du chloral, la mort est produite par la paralysie du cœur ; il constate que chez les grenouilles ces battements s'éteignent peu à peu, et qu'à l'autopsie on trouve le cœur distendu par du sang noir. Il essaie alors de localiser l'action chloralique, de déterminer exactement quel est le tissu impressionné, et après plusieurs expériences ingénieuses, sur lesquelles nous reviendrons, il arrive à cette conclusion, que le chloral agit sur le cœur par l'intermédiaire des ganglions intra-cardiaques.

(1) Os. Liebreich. Action du chloral sur l'économie. Revue thérapeutique, oct. 1869. Hydrate de chloral, traduit par Levaillant, 1870. Strychnine antidote du chloral. (C.-R. Ac. sc., fév. 70.)

Ainsi, presque du premier coup, Liebreich faisait faire un grand pas à la question, et la voie semblait tracée pour de nouvelles recherches. Malheureusement l'exemple de l'expérimentateur de Berlin fut peu suivi, et c'est en vain qu'on cherche parmi les nombreux travaux écrits en 1869 sur l'action du chloral, une étude sérieuse des phénomènes cardiaques indiqués. Jetons cependant un coup d'œil rapide sur les plus importants de ces travaux, et signalons les faits relatifs à notre sujet que, chemin faisant, nous y trouverons signalés.

Les premiers travaux, après ceux de Liebreich, sont dus à M. Demarquay, et les résultats en furent consignés dans deux notes insérées dans les comptes-rendus de l'Académie des sciences, 1869. La première a pour objet l'action physiologique du chloral sur les animaux, et se trouve résumée dans les deux propositions suivantes : 1° le chloral est l'agent le plus puissant de la résolution musculaire ; 2° il est le plus rapide de tous les hypnotiques.

L'auteur a constaté, en outre, une exaltation de la sensibilité, une accélération du pouls qui devient impossible à compter ; une vascularisation prononcée des muqueuses et des organes du système nerveux central.

Dans la deuxième note, sont rapportées des expériences relatives à l'homme, et qui offrent peu d'intérêt.

Ces résultats, contraires à ceux de Liebreich éveillèrent au plus haut point l'intérêt du monde médical, et suscitèrent les recherches de MM. Krishaber et Dieulafoy qui, dans une note communiquée à l'Académie des sciences , arrivent à cette conclusion : le chloral amène l'anesthésie ou l'hyperesthésie, suivant la dose employée.

Il faut lire dans le *Montpellier médical*, 1869, un article de M. Jacquemet, pour se rendre compte de l'incertitude qui régnait alors dans les esprits au sujet de la valeur thérapeutique du nouvel agent, lorsque M. Landrin annonça que « l'hydrate de chloral, quel que soit son mode d'admi-

nistration, n'est ni hypnotique, ni anesthésique, ni hyper-
esthésique et n'amène pas la résolution musculaire. » Je
dois me hâter d'ajouter que, postérieurement, M Landrin,
lui-même, fut obligé de reconnaître qu'il avait été induit
en erreur dans ses premières expériences, probablement à
cause de l'altération du chloral qu'il avait employé.

Quoi qu'il en soit, de nouvelles recherches devenaient
nécessaires pour éclairer la question.

En octobre 1869, parut dans la Gazette des hôpitaux un
article de MM. Léon Labbé et Goujon, dans lequel ces
auteurs signalèrent le résultat de nombreuses expériences
qu'ils avaient faites à l'aide du chloral sur des animaux
divers, tels que chiens, lapins, rats, oiseaux et grenouilles.
Ils avaient introduit le chloral dans l'organisme par des
voies diverses : 1º par le tube digestif (estomac, rectum);
2º par injections sous-cutanées; 3º enfin les premiers ils
avaient songé à utiliser la voie veineuse. Ils constatèrent
toujours les mêmes phénomènes, à savoir : que, sous l'influence du chloral, les animaux tombaient dans la résolution la plus complète ; qu'il y avait un abaissement de
température d'un degré et plus, chez les animaux ainsi
endormis ; que les battements du cœur devenaient d'abord
très-tumultueux, la respiration très-accélérée, mais qu'en
3 ou 4 minutes les fonctions troublées se régularisaient.
Enfin ils signalèrent deux faits sur l'exactitude desquels
nous aurons à revenir plus loin ; c'est que la mort se produit d'une façon lente par ralentissement graduel des
mouvements respiratoires et du cœur, que le cœur continue
à battre longtemps après que la respiration a cessé.

Les faits rapportés dans ce travail sont, on le comprend,
de la plus haute importance, puisqu'ils confirment l'exactitude des phénomènes observés par Liebreich et, en second
lieu, signalent les résultats obtenus par une nouvelle voie
d'introduction dans l'organisme, la voie intra-veineuse.

Cette même année, M. Carville soulevait à la Société de

Biologie la question du chloral, et montrait des tracés prouvant que l'élévation de pression artérielle consécutive au pincement d'un nerf sensible ne se produit plus sur un animal chloralisé. — A ce propos s'élevait une discussion qu'on retrouve dans les Mémoires de la Société, et dans laquelle Krishaber signalait un abaissement de température de plusieurs degrés, qu'il avait constaté sur l'homme et les animaux soumis à l'influence du chloral.

Plus tard, dans un article de la Gazette des hôpitaux Dieulafoy et Krishaber, signalaient ce fait d'une grande importance, s'il était vérifié, que les animaux chez lesquels on a obtenu une anesthésie générale et absolue meurent ensuite presque invariablement. S'il en était ainsi, on comprend que l'anesthésie chirurgicale par l'hydrate de chloral aurait vécu. Mais nous devons avouer que l'assertion précédente n'a pas été confirmée, et que si certains animaux, tels que les batraciens, semblent survivre difficilement à l'influence du chloral, il n'en est plus ainsi des grands mammifères et de l'homme en particulier.

En novembre 1869, paraissait encore dans la gazette des Hôpitaux, une étude de Bouchut sur les effets physiologiques et thérapeutiques de l'hyrate de chloral. L'auteur fait remarquer avec raison qu'il faut tenir le plus grand compte des doses et de la qualité du médicament. Il recommande la plus grande prudence dans l'administration de cette substance, qui agit avec rapidité et énergie, et dont on ne peut au juste à l'avance mesurer les effets. Voici les lignes prudentes que j'extrais de son article, et qu'on ne saurait trop méditer : « On ne doit pas pouvoir terrasser ainsi le système nerveux sensitif et moteur sans être sur la limite d'accidents graves, peut-être irrémédiables, et il faut éviter des malheurs, qui en outre de la responsabilité qu'ils entrainent, auraient encore pour résultat de discréditer un agent thérapeutique de premier ordre. »

Et cependant Bouchut, n'a en vue que l'administration du chloral par la voie stomacale, seul mode d'introduction dans l'organisme connu à cette époque. Combien la réserve du pratricien est mieux motivée encore lorsqu'il s'agit de la méthode intra-veineuse, c'est-à-dire de ce mode d'absorption qui a pour but de faire pénétrer presque instantanément dans l'intimité des tissus un médicament d'une puissance aussi grande que celle du chloral! L'administration du chloral par la bouche, bien qu'agissant plus lentement peut cependant entraîner des résultats funestes lorsqu'elle a eu lieu d'une façon intempestive ou à trop fortes doses. Aussi Bouchut après avoir indiqué les doses qui lui paraissent les plus convenables, signale-t-il les contre-indications du chloral, qui sont, d'après lui, les affections organiques du cerveau et du cœur, Dès l'apparition du chloral, on avait eu des accidents à déplorer, et Laborde signalait à l'Académie des sciences les dangers de son administration.

En 1870-71 nous trouvons peu de travaux originaux sur le sujet qui nous intéresse. Dans quelques thèses inaugurales parmi lesquelles nous signalerons celles de MM. Napieralski, Rougect, Faure (th. de Paris 70), Camboulives, Magnaud (Paris, 71), celles de Grignon (Strasb., 70), Zuber (Strasb., 71), se trouvent résumés les travaux antérieurs, avec des recherches intéressantes au point de vue clinique et thérapeutique, mais aucun fait nouveau sur l'action remarquable que le chloral exerce sur le cœur et la respiration. O. Liebreich continue ses expériences sur le médicament dont il est le promoteur et signale la strychnine comme son antidote. M. Verneuil rapporte les premiers faits de tétanos guéris par le chloral.

Mais il faut arriver en 1872 pour voir, avec M. Oré (de Bordeaux), la question du chloral se présenter sous un nouveau jour. Dès 1869, MM. Labbé et Goujon avaient pratiqué des injections intra-veineuses de chloral sur des animaux. M. Oré, de son côté essaya plus tard ces injections sur des chiens, et ses expériences lui permirent de formuler cette conclusion : « Le chloral injecté dans les veines, constitue le plus puissant de tous les anesthésiques. » Mais ce n'est qu'en décembre 1872, que M. Oré, considérant le chloral comme un médicament utile dans les affections tétaniques, fut amené « par une heureuse témérité » suivant l'expression de M. Vulpian, à pratiquer ces injections chez l'homme. La première opération de ce genre, tentée sur un malade de M. Douaud, est consignée avec détails dans une brochure de M. Oré publiée en 1873 (1). Au point de vue de l'action du chloral sur le système nerveux, du degré d'anesthésie auquel on peut arriver, et de la rapidité des résultats obtenus, les observations rapportées dans ce travail, offrent le plus grand intérêt. Mais on y trouve peu de renseignements sur la question que nous nous proposons d'étudier, et l'auteur n'y signale qu'en passant les phénomènes cardiaques, vasculaires et respiratoires observés. Il est vrai que les troubles fonctionnels qui accompagnent d'une façon constante l'injection intra-veineuse de chloral étant très-passagers, ne peuvent être que difficilement observés au lit du malade, où l'on n'a pas toujours sous la main les instruments de précision qui permettent une exploration rigoureuse sur les animaux.

Cherchons cependant à retrouver dans les observations de M. Oré les indices des phénomènes signalés dans le cours de cette thèse.

« A la fin de la première injection qui avait duré deux minutes et demie (3 gr. chloral), le malade fut pris de toux quinteuse ; la respiration parut gênée. Mais tous ces phénomènes que j'ai toujours observés dans mes expériences sur les animaux ne durèrent pas plus de deux minutes ; le

(1) Oré. Des injections intra-veineuses de chloral, 1873.

pouls qui, avant l'injection, marquait 92 pulsations descendit presque instantanément à 80, 76, 72, 68. »

Dans toutes les injections suivantes, qui sont au nombre
de neuf sur le même sujet, M. Oré constate les mêmes phénomènes, gène respiratoire, ralentissement du pouls, etc.

Dans une deuxième observation d'injection intra-veineuse pratiquée par M. Oré le 9 février 1873, voici ce que
je relève : « Injection d'un seul coup de 3 gr. de chloral.
Aussitôt le malade présenta une série de phénomènes remarquables qui se reproduisent constamment aussi bien
dans les expériences de laboratoire que sur l'homme. Il
accuse, en effet, une sensation de resserrement général
dans tout le thorax ; il se plaint ; il répète qu'il va mourir,
les côtes sont immobiles, la face cyanosée. Après une demie,
une, deux minutes au plus, cet ensemble de phénomènes
si inquiétants en apparence disparaît, pour faire place au
calme. Je continuai à pousser l'injection, toujours lentement, qui amena les mêmes accidents, suivis bientôt du
même calme. »

Ces citations, que je pourrais multiplier, seront suffisantes pour démontrer que les accidents immédiats, consécutifs à l'injection intra-veineuse de chloral, observés chez
les animaux ont été observés également chez l'homme.
M. Oré, en observateur attentif, ne pouvait les méconnaître. Il en a été tellement frappé que, quelques lignes
plus loin, il ajoute : « J'ai insisté à dessein sur les particularités qui accompagnent l'injection intra-veineuse de
chloral, afin de rassurer ceux qui, la faisant pour la première fois, pourraient se laisser impressionner par un
ensemble de symptômes, qui est, je le reconnais, de nature
à effrayer, quand on n'en a pas été souvent témoin. »

Tandis que M. Oré cherche à faire entrer dans la pratique
les injections intra-veineuses, M. le professeur Gubler dans
ses cours à la Faculté de médecine (1872-73) expose le ré
·sultat de ses expériences commencées dès 1869. Il fait

ressortir les effets toxiques du chloral sur le cœur. Il constate que dans tous les cas, le chloral administré à forte dose amène le ralentissement, puis l'arrêt des contractions cardiaques, et se trouve amené à formuler cette conclusion : « Le chloral agit comme un poison du cœur. »

Liebreich, Richardson pensaient que le cœur est atteint après les grands centres nerveux, et que dans l'empoisonnement chloralique, c'est l'ultimum moriens de l'organisme. Gubler pense au contraire que le cœur cesse de battre, alors que les actions réflexes persistent encore.

Quant au mode d'action du médicament, M. Gubler, l'un des premiers, soutint et soutient encore, en se basant sur un grand nombre de raisons qui nous paraissent probantes, que le chloral agit comme tel, et non parce qu'il se transforme en acide formique et en chloroforme.

Dans ses Commentaires de thérapeutique, M. Gubler insiste de nouveau sur les effets cardiaques du chloral. Il admet qu'à dose toxique, il amène la mort par arrêt des contractions du cœur, non peut-être en agissant sur l'organe moteur lui-même, mais plutôt par l'intermédiaire de la moelle allongée, en exagérant l'action des pneumogastriques, ou bien en épuisant l'innervation des ganglions cardiaques.

En somme, les travaux de M. Gubler ont contribué à bien faire connaître l'action paralysante du chloral sur le cœur. Aussi les auteurs qui écrivirent sur la question postérieurement à ces recherches durent-ils insister sur ces troubles, vérifiés par Horand et Peuch dans une série d'expériences dont les résultats sont consignés dans la *Gazette médicale de Paris*, 1873. Ces auteurs rapportent, en outre, un cas de mort survenu à la suite de l'administration d'une dose peu considérable de chloral, mais n'indiquent pas si, dans ce cas, on put observer une paralysie cardiaque.

Je dois signaler aussi un travail d'une réelle importance, la thèse de M. Lissonde (1874) dans laquelle on trouve un exposé complet des connaissances sur l'action du chloral, et des recherches sérieuses au point de vue chimique et pharmaceutique.

En 1874 paraissait, dans le Dictionnaire encyclopédique, un article de M. E. Labbée sur l'emploi médical du chloral, dans lequel la question physiologique est assez longuement développée. Les résultats de tous les travaux antérieurs y sont consignés; on y trouve, en outre, rapportées les opinions, souvent contradictoires, des divers auteurs sur plusieurs points particuliers, notamment les théories de Hamond et Durham, de Gubler et Langlet sur l'état vasculaire du cerveau pendant le sommeil chloralique. L'action du chloral sur la circulation et la respiration y est traitée dans deux chapitres distincts; mais les résultats mentionnés sont relatifs presque exclusivement aux injections sous-cutanées et à l'ingestion stomacale. Quant aux effets remarquables qui accompagnent l'injection intra-veineuse, il n'en est nullement question. Enfin, M. Labbé dit quelques mots sur le mécanisme de l'arrêt du cœur, cite pour la rejeter la théorie de Liebreich, et propose á son tour une explication qui n'est pas exempte de quelque obscurité. Nous y reviendrons lorsque nous aborderons le côté théorique de notre sujet.

J'arrive maintenant à une publication remarquable. Je veux parler de deux leçons professées à l'Ecole de médecine par M. Vulpian et insérées dans le journal de l'Ecole (1874). L'action physiologique du chloral y est abordée sous son véritable jour. M. Vulpian, qui depuis longtemps employait dans son laboratoire le chloral pour produire sur des animaux une anesthésie absolue, nécessaire à certaines vivisections délicates, avait fait de nombreuses observations sur l'action physiologique du médicament. Il avait remarqué les grands troubles fonctionnels consécutifs à l'introduction brusque ou trop considérable de chloral dans l'organisme, et il rapporte fidèlement dans son cours le résultat de ses observations. Il signale très-nettement les arrêts du cœur et de la respiration, les accidents qui peuvent en être la conséquence et, s'avançant sur le terrain physiologique plus loin que ses devanciers, il recherche par quel mécanisme se produisent ces accidents. Il émet à ce sujet plusieurs théories sur la valeur desquelles nous n'avons pas à nous prononcer ici, mais dont nous tiendrons le plus grand compte dans la dernière partie de cette thèse. En résumé, les leçons de M. Vulpian nous paraissent constituer le travail le plus complet et surtout le plus exact qui ait été publié jusqu'ici sur l'action physiologique du chloral.

Dans quelques mémoires étrangers parus à peu près à la même époque, on trouve des indications très-précises sur les troubles indiquées. C'est ainsi que Rokitansky (Stricker's Jarbücher, 1874) reconnaît après Gubler que le chloral est un poison du cœur. Mais un des premiers il nous paraît avoir bien apprécié les phénomènes consécutifs à l'injection intraveineuse. Il déclare, en effet, que lorsqu'on injecte dans le système vasculaire une solution de chloral suffisamment concentrée, l'animal périt par arrêt du cœur, et que cet arrêt est produit par action immédiate sur l'appareil nerveux moteur du muscle cardiaque.

D'autres auteurs, tels que Mackendrich, Mering, publient des recherches sur les effets comparés de l'hydrate de chloral avec des substances analogues, par exemple, le croton-chloral, l'hydrate de bromal, et arrivent à conclure que ces nouveaux agents exercent sur le cœur une action tout à fait comparable.

En 1875, parurent les leçons professées l'année précédente par Cl. Bernard (Leçons sur les anesthésiques et sur l'asphyxie). Dans le chapitre qui traite du chloral, nous trouvons les détails intéressants sur les injections intraveineuses, et les troubles cardiaques qui en sont la conséquence. M. Cl. Bernard fait remarquer que si la dose injectée est un peu forte et si l'injection est faite rapidement, on tue subitement l'animal. Il attribue la mort à un arrêt du cœur, « comme si ce muscle était directement atteint par l'arrivée du chloral au contact de la face interne de ses cavités. » M. Bernard a étudié en outre l'action combinée du chloral avec la morphine ; il a reconnu que ces deux agents augmentent le sommeil, que leur effet hypnotique est plus considérable. Mais il ne signale pas l'atténuation des troubles cardiaques que nous avons cru remarquer à la suite de l'association du chloral à la morphine.

Postérieurement aux leçons de M. Cl. Bernard parut dans la *Rivista clinica di Bologna* (1875) un travail de Tizzoni et Fogliata, relatif aux injections intra-veineuses, et dans lequel ces auteurs cherchent à faire ressortir les dangers de cette méthode. Pour eux, on ne peut pas mesurer l'action du médicament qui est très-variable suivant les sujets, et on ne peut en arrêter les effets lorsque ceux-ci sont excessifs ; enfin l'injection du chloral donne facilement lieu à une phlébite, fait absolument contesté par M. Oré. Tizzoni et Fogliata admettent, en outre, après Gubler, Rokitansky, que le chloral constitue un poison primitif du cœur, et peut produire la mort par arrêt en diastole forcée ; mais que localement il agit en provoquant une contracture de la fibre musculaire, et donne lieu dans ces conditions à un arrêt systolique. Ces indications sont parfaitement exactes, et nous verrons dans les chapitres suivants que le chloral agit d'une façon toute différente sur le cœur, suivant qu'il atteint ses éléments musculaires ou nerveux.

La même année, fut publiée une leçon du professeur Mosso, où l'on trouve des faits importants, relativement à l'action du chloral sur le cœur isolé et détaché de l'animal. Le physiologiste de Turin indique les résultats qu'il a obtenus en pratiquant des circulations artificielles sur des cœurs de grenouilles, au moyen d'un appareil employé avant lui par Bowditch et Luciani dans le laboratoire de Leipzig. Il fait ressortir que le chloral arrête le cœur dans ces conditions, mais qu'à l'aide du sang normal on peut ramener des contractions qui semblaient définitivement éteintes.

Nous nous bornerons à ces quelques renseignements historiques, non que dans ces derniers temps des travaux importants n'aient été publiés sur la question du chloral ; mais nous ne trouvons pas dans ces publications de données nouvelles sur les phénomènes qui feront le sujet de nos recherches ; nous signalerons seulement les nombreux faits d'injections de chloral sur l'homme, publiés récemment par MM. Oré, Deneffe et Van Wetter, faits qui paraissent plaider en faveur de la méthode intra-veineuse.

Nous regrettons de ne pouvoir nous arrêter sur ces publications intéressantes et sur les discussions auxquelles elles ont donné naissance (Société de Chirurgie); mais ce serait sortir du cadre que nous nous somme tracé. Nous renvoyons pour renseignements complémentaires à l'*index bibliographique* qu'on trouvera à la fin de ce travail, et dans lequel nous avons signalé tous les auteurs qui, à notre connaissance, ont étudié l'action physiologique du chloral sur le cœur, les vaisseaux et la respiration.

DES PROCÉDÉS D'EXPLORATION EMPLOYÉS.

Avant d'entrer dans l'exposé de notre sujet, nous croyons utile de donner quelques rapides indications sur les procédés que nous avons mis en usage dans nos expériences sur les animaux. Grâce à l'obligeance de M. le professeur Marey, nous avons pu mettre à profit les précieuses ressources que fournit la méthode graphique. On pourra, en consultant les comptes-rendus des travaux du laboratoire de M. Marey se faire une idée exacte de la multiplicité et de la précision des appareils dont la physiologie dispose depuis quelques années. Nous ne voulons pas entrer dans une description détaillée de ces diverses intruments, ce qui ne saurait être fait que dans un traité spécial ; mais nous essaierons seulement de donner une idée succincte des procédés d'exploration auxquels nous avons dû avoir le plus souvent recours.

D'une façon générale, lorsqu'on veut étudier des troubles cardiaques, vasculaires et respiratoires, il est nécessaire d'explorer les pulsations du cœur soit directement, soit à travers la paroi thoracique ; de recueillir en même temps les indications fournies par les variations de la pression artérielle ; et enfin d'inscrire le tracé des mouvements respiratoires.

Pour l'exploration du cœur, les appareils varient suivant l'animal qui est le sujet de l'expérience ; c'est tantôt un *cardiographe* simple (homme, chien, etc.), tantôt un explorateur double (lapin), tantôt un myographe particulier (grenouille).

Le tracé de la pression artérielle ne peut être recueilli qu'avec des détails insuffisants sur les animaux de petit volume, le lapin par exemple ; on l'obtient au contraire facilement sur le chien. A cet effet, on emploie un appareil désigné sous le nom de *manomètre*. Il en existe de plusieurs modèles ; celui qui jusqu'ici a donné les meilleurs résultats est le *manomètre métallique*. Enfin on recueille la courbe de la respiration à l'aide d'un instrument désigné sous le nom de *pueumographe*.

Tels sont les appareils dont nous avons fait le plus souvent usage dans nos expériences. Nous allons les décrire sommairement, après avoir essayé de donner une idée du mode d'inscription graphique le plus généralement adopté et applicable à chacun des instruments indiqués.

Pour inscrire un phénomène, la méthode générale consiste à se servir d'un levier armé d'une plume, qui trace une courbe sur un cylindre recouvert de papier enfumé et animé d'un mouvement de rotation uniforme. Ce levier fait partie d'un appareil désigné sous le nom de *tambour à levier*, qui, grâce aux nombreuses modifications qu'il a subies, est doué d'une très-grande sensibilité et permet de recueillir les plus petits détails d'un phénomène. Ce tambour est constitué par une petite capsule métallique dont l'une des parois est formée par une membrane de caoutchouc très-souple et peu tendue. Les variations de la pression de l'air contenu dans cette cavité communiquent à la paroi mobile des mouvements qui, grâce à une pièce doublement articulée au levier et à la membrane, sont transmis à la pointe traçante. Tous les instruments dont on se sert sont mis en rapport par un tube de caoutchouc avec autant de tambours à levier, et c'est en faisant varier leur pression intérieure qu'ils déterminent les mouvements alternatifs de la membrane et par suite du stylet inscripteur. Ces appareils sont mobiles ; on peut en placer plusieurs côte à côte sur le même support, ce qui permet d'inscrire simultanément plusieurs phénomènes distincts; on obtient sur une même feuille un même nombre de tracés qui se superposent, et deviennent plus facilement comparables.

Pour recueillir les pulsations cardiaques, nous avons fait usage du *cardiographe de Marey;* cet appareil, plus perfectionné que l'explorateur à coquille, dont on faisait autrefois usage, est décrit tout au long dans les comptes-rendus des travaux du laboratoire de M. Marey (1875).

Nous ne faisons que reproduire cette description : « à l'intérieur d'une cloche de bois dont le fond est perforé, se trouve une capsule de métal qui s'ouvre par un tube traversant le fond de la cloche. La capsule, fermée en bas par une membrane de caoutchouc, renferme un ressort-boudin assez faible qui fait légèrement saillir la membrane en dehors; un disque d'aluminium et un bouton de liége reposent sur cette membrane. Toute pression exercée sur le bouton chasse l'air de la capsule, à travers le tube qui la termine, jusque dans les appareils inscripteurs.

« Quand on applique par ses bords la cloche de bois contre les parois de la poitrine, de façon que le bouton saillant repose sur le point que l'on veut explorer, il faut pouvoir exercer avec ce bouton une pression plus ou moins forte sur la région cardiaque. Cela s'obtient en tournant une vis de réglage placée sur le fond de la cloche de bois. Cet appareil peut s'appliquer indifféremment sur l'homme et sur les animaux. »

Tel est l'appareil que l'on peut utiliser pour l'exploration du cœur chez le chien; il fournit à la fois deux indications, celle des mouvements respiratoires, et celle des battements cardiaques. Chez les petits mammifères, lapin, cobaye, on arrive à de bons résultats à l'aide d'un explorateur double ; le cœur occupant à peu près la ligne médiane, on applique sur chaque côté du thorax un tambour indépendant, et on recueille ainsi deux indications simultanées ; mais le tube de transmission des deux explorations étant commun, les indications se confondent, et on obtient sur un seul tracé la somme des pulsations explorées sur deux points à la fois.

Enfin, chez les petits animaux, tels que la grenouille, on emploie une sorte de pince à cueillerons dont nous parlerons plus loin.

L'inscription des variations de la pression artérielle demande un appareil plus compliqué, et dont les indications deviennent facilement défectueuses, si l'on néglige certaines précautions minutieuses. C'est le *manomètre inscripteur*. On a essayé un grand nombre de ces appareils ; celui qui paraît réunir ces conditions les plus favorables, c'est le manomètre métallique, dont voici une description sommaire ;

Dans une cuve métallique surmontée par un tube de verre, est contenue une capsule de baromètre arénoïde, dont les parois s'écartent légèrement en cédant sous l'effort d'un liquide dont la pression augmente. Cette capsule s'ouvre à l'extérieur par un tube qui traverse la paroi du vase métallique ; enfin ce tube se termine par une canule de verre que l'on introduit et que l'on fixe dans l'artère de l'animal en expérience. Tout ce système est au préalable rempli de liquide alcalin, afin d'éviter autant que possible la formation de caillots. Lorsque l'on a mis l'artère en communication avec le tube de la capsule arénoïde, on voit la pression artérielle se transmettre à cette capsule, et modifier son volume. Les changements de volume sont facilement rendus appréciables, en remplissant d'eau la cuve métallique jusqu'à ce que le liquide remplisse à moitié le tube de verre qui surmonte cette cuve. On voit alors les oscillations de la colonne liquide correspondre exactement aux variations de pression dans l'artère explorée. Enfin pour inscrire les indications du manomètre, on ferme l'extrémité supérieure du tube vertical avec un bouchon de caoutchouc percé d'un trou et traversé par un tube de verre de petit calibre en communication avec un tambour à levier. Chaque élévation de la colonne d'eau s'accuse par une ligne ascendante sur le tracé et correspond à une systole. Pour pouvoir se rendre compte du degré de pression que l'on atteint aux divers moments de l'expérience, on a mis la capsule arénoïde en rapport par un tube collatéral avec un manomètre à mercure ordinaire, qui permet de lire sur une échelle graduée la variation de la pression. Telle est, rapidement exposée, la description du manomètre qui, jusqu'ici, a donné les meilleures indications. Grâce à cet appareil, on a pu inscrire la pression artérielle pendant 3 et 4 heures sur le chien ; mais pour arriver à ce résultat, il faut prendre un grand nombre de précautions dans le détail desquelles nous ne pouvons entrer ici, qui d'ailleurs, tendent toutes au même but : empêcher la coagulation sanguine. C'est là, en effet, le principal obstacle ; car dès qu'un caillot obture le tube de pression, les indications deviennent nulles. L'habitude, mieux que toutes les descriptions, apprend quels sont les moyens les plus efficaces pour combattre cet obstacle permanent; nous signalerons seulement comme ayant une grande importance pratique, le choix d'une bonne canule, la nécessité d'introduire dans l'artère une certaine quantité de liquide alcalin, etc.

Il ne nous reste plus qu'à dire quelques mots des moyens employés pour recueillir la courbe respiratoire. On peut utiliser dans ce but, soit les changements de volume de la cage thoracique consécutifs aux mouvements de la dilatation ou de resserrement, soit les variations de la pression intra-trachéale. Dans le premier cas, on se sert du pneumographe de Marey, qui consiste en une lame d'acier flexible surmontée latéralement de deux tiges métalliques rigides. On embrasse la cage thoracique de l'animal avec une ceinture, qui fixée par ses extrémités aux tiges métalliques, les rend divergentes pendant la dilatation. « Cette divergence des deux branches produit une traction sur la membrane d'un tambour qui est rélié par un tube à air avec un tambour inscripteur. Quand le thorax se dilate, la courbe tracée s'abaisse ; elle s'élève, au contraire, si le thorax se resserre, c'est-à-dire pendant l'expiration. » (1)

Pour l'exploration des variations de la pression intra-trachéale, il faut d'abord avoir recours à la trachéotomie. On lie fortement la trachée de l'animal sur un tube de verre qui permet l'accès de l'air ; un tube collatéral de calibre plus petit, est mis en communication avec un tambour inscripteur ; chaque mouvement d'inspiration, ayant pour résultat la raréfaction de l'air contenu dans la trachée et les tubes qui sont en rapport avec elle, diminue la pression

____

(1) Marey. Loc. cit.

à l'intérieur du tambour et communique ainsi un mouvement au levier.

Tels sont quelques-uns des moyens d'exploration adoptés dans le laboratoire de M. Marey, et qui nous ont fourni les tracés recueillis dans nos expériences ; quant aux procédés employés pour l'étude de quelques points spéciaux, ils seront décrits à mesure que nous aborderons ces questions.

EXPOSÉ ET DIVISION DU SUJET.

Lorsque l'on injecte dans le système veineux d'un animal (chien, lapin, etc.) une quantité suffisante de chloral en solution, on ne tarde pas à voir se produire du côté du cœur et de la respiration des phénomènes remarquables. Ce sont tout d'abord un arrêt de la respiration, suivi bientôt d'un arrêt ou du moins d'un grand ralentissement des battements cardiaques. Si l'on a soin de recueillir en même temps les indications de la pression artérielle au moyen d'un manomètre métallique, on voit cette pression baisser sensiblement, ses oscillations devenir rares ou se supprimer complètement ; en un mot, ses variations correspondre exactement à l'état des pulsations cardiaques. (V. fig. 1, page 33).

Au bout d'un temps variable, les battements du cœur, s'ils étaient seulement ralentis, reprennent leur fréquence normale ; s'il y avait un arrêt plus ou moins prolongé, la phase de réparation est plus longue, et le cœur ne reprend son rhythme qu'après une série de troubles que nous analyserons plus loin.

De leur côté, les mouvements respiratoires reparaissent, d'abord à peine perceptibles, puis, de plus en plus amples, et reprennent peu à peu, par gradation insensible leurs caractères normaux.

Tels sont les phénomènes que l'on observe d'une manière

constante chez les animaux lorsque l'on a su se placer dans des conditions d'expérimentation convenables. Ces troubles sont non-seulement constants, mais se reproduisent dans un ordre toujours le même : 1° arrêt respiratoire ; 2° arrêt ou ralentissement du cœur, coïncidant avec une chute de pression ; 3° réparation des troubles cardiaques ; 4° réparation des troubles respiratoires.

Mais ce qui n'est pas constant c'est le moment et l'intensité du phénomène observé ; c'est-à-dire que les troubles cardiaques et respiratoires peuvent être plus ou moins prononcés, et, en second lieu se produire plus ou moins longtemps après le moment précis de l'injection.

Plusieurs causes entrainent ces variations :

1° C'est d'abord la dose de chloral injectée. Sur un chien de 15 k. par exemple, une injection de 0,50 de chloral ne produit sur le cœur qu'un effet peu accusé, tandis que 2 gr. injectés en une fois provoquent presque toujours un arrêt qui peut être définitif.

2° L'état de concentration ou de dilution plus ou moins grand du chloral a la plus grande influence. C'est ainsi que 1 gr. de chloral dissous dans 1 gr. d'eau, exerce sur le cœur d'un chien de moyenne taille un effet très-manifeste, alors que dans 10 gr. d'eau par exemple, il produit un effet à peu près nul.

3° C'est pour la même raison qu'il faut tenir le plus grand compte de la situation de la veine dans laquelle on pratique l'injection, par rapport au cœur. Nous avons toujours constaté dans nos expériences, qu'alors qu'une quantité donnée de chloral injectée dans la jugulaire d'un chien produisait un arrêt du cœur, cette même dose injectée dans les mêmes conditions par la veine fémorale, donnait lieu seulement à un ralentissement des pulsations cardiaques, et que ces troubles se produisaient toujours quelques secondes plus tard que les premiers. On conçoit facilement en effet, que plus la solution médicamenteuse est injectée loin du cœur, et plus elle se trouve placée dans des conditions qui lui permettent de se diluer dans la masse sanguine avant d'arriver au contact de l'endocarde. Par suite, l'effet qui résulte de l'impression sur cette membrane est d'autant moins accusé et moins rapide.

4° La rapidité variable de l'injection a encore son importance. Il est certain qu'une solution de chloral poussée rapidement dans une veine agit bien plus énergiquement sur le cœur, que cette même solution poussée avec lenteur et précaution. C'est encore la question de dilution plus ou moins grande qui se présente sous une autre forme.

5e Il est enfin un dernier fait, que nous n'avons trouvé signalé par aucun auteur, et que nous avons cependant constamment observé dans nos expériences ; c'est l'atténuation des effets consécutifs à plusieurs injections successives. Si l'on pratique sur un chien à des intervalles de temps peu éloignés, une série d'injections de 1 gr. chacune, par exemple, on remarquera que les effets produits par les dernières seront beaucoup moins accentués que ceux qui succédaient aux injections du début. Il y a là un phénomène d'accoutumance de la paroi interne du cœur, par un mécanisme que nous discuterons plus tard.

Pour le moment, nous ne voulons établir qu'un fait ; c'est que l'injection par la voie veineuse d'une dose suffisante de chloral, produit toujours sur les animaux des troubles cardiaques, vasculaires et respiratoires qui varient selon les conditions dans lesquelles elle est pratiquée. Ces troubles constants apparaissent quelques secondes à peine après l'injection ; ils en sont la conséquence *immédiate*.

Mais le chloral introduit dans l'organisme peut amener du côté du cœur et de la respiration d'autres accidents. Lorsque l'on a fait absorber à un animal une dose suffisamment élevée du chloral, soit par la voie stomacale, soit par injection sous-cutanée, soit enfin par une série d'injections intra-veineuses, cet animal tombe dans un sommeil profond, dans une période de résolution absolue, que nous appellerons période de narcose chloralique ou de chloralisation confirmée. C'est alors que l'on voit survenir du côté des organes circulatoires et respiratoires des accidents *consécutifs* à l'absorption lente du chloral. Les premiers troubles étaient immédiats et se produisaient sous l'influence directe de l'injection ; ceux-ci au contraire se montrent tardivement, spontanément pour ainsi dire, et sous la seule influence de l'intoxication générale de l'organisme.

Ces considérations nous permettent donc d'établir des divisions parmi les troubles observés, et d'étudier chacun d'eux dans un chapitre particulier.

Nous distinguerons d'abord les phénomènes cardiaques et vasculaires, des troubles respiratoires, chaque division comprenant elle-même les accidents primitifs et les accidents secondaires.

1° *Accidents cardiaques et vasculaires.*

Primitifs.   Secondaires.

2° *Accidents respiratoires.*

Primitifs.   Secondaires.

Les accidents cardiaques et vasculaires offrant plus d'intérêt et fournissant matière à des développements plus considérables feront l'objet de deux chapitres distincts. Quant aux troubles respiratoires, moins connus et moins importants, nous les étudierons plus succinctement dans une troisième partie.

CHAPITRE PREMIER.

ACCIDENTS CARDIAQUES ET VASCULAIRES PRIMITIFS.

Nous avons signalé les troubles circulatoires immédiats qui accompagnent les injections intra-veineuses de chloral. Revenons sur quelques points relatifs à ces accidents. Sous l'influence du chloral le cœur se ralentit ou s'arrête ; le plus souvent l'arrêt succède au ralentissement. Si l'on prend alors le tracé des pulsations à l'aide d'un cardiographe, on voit les battements du cœur confondus d'abord avec les grandes courbes respiratoires ; puis, la respiration venant à se supprimer, le tracé ne donne plus que les pulsations du cœur, alors très-appréciables. D'abord assez rapprochées entre elles, elles s'éloignent de plus en plus sans diminuer d'énergie en apparence et finissent par disparaître complètement. — Le tracé ne donne plus alors qu'une ligne droite.

Du côté de la pression on observe des phénomènes concomitants, et qui sont la conséquence immédiate des troubles cardiaques. Au moment, en effet, où les battements du cœur se ralentissent, on voit la pression artérielle baisser, les oscillations devenir rares ; enfin lorsque le cœur s'arrête, l'exploration de la pression ne donne plus qu'une ligne formant une courbe descendante sans oscillations.

On peut facilement suivre la succession de ces divers phénomènes sur le tracé de la figure I : ce tracé a été recueilli sur un chien du poids de 20 kil. La ligne C est fournie par un cardiographe appliqué sur la région précordiale. La ligne R indique la courbe respiratoire donnée par un pneumographe appliqué sur la région abdominale. Pr est la pression fournie par un manomètre métallique mis en rapport avec l'artère crurale.

En I on injecte 1 gr. 50 c. de chloral en solution au tiers, dans la veine jugulaire de l'animal.

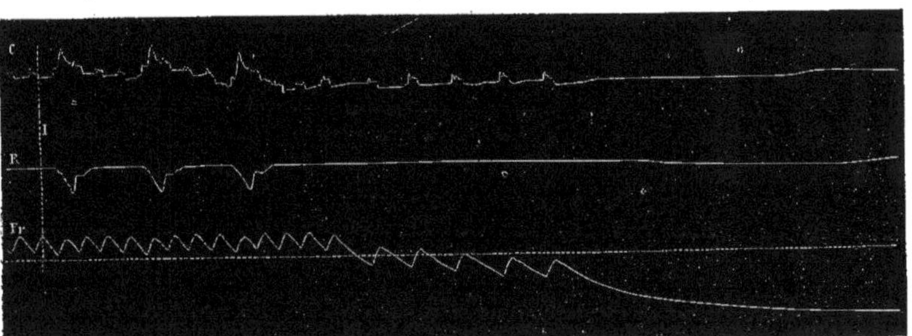

FIG. I. — Phénomènes immédiats qui accompagnent l'injection intra-veineuse de chloral.

C. Cœur et respiration. R. Respiration. Pr. Pression fémorale. I. Injection (chloral 1,50) dans la veine jugulaire.

Le ralentissement du cœur et la chute de pression se produisent 9 secondes après l'injection; l'arrêt du cœur n'a lieu qu'au bout de 15 secondes.

La ligne C montre d'abord trois grands mouvements respiratoires avec lesquels se confondent les pulsations du cœur ; puis celles-ci deviennent très-nettes lorsque la respiration cesse. Cette netteté de la pulsation tient-elle seulement à la suppression de la courbe respiratoire ? Nous ne le pensons pas; il faut tenir compte, à notre avis, de l'état d'engorgement du cœur ralenti, qui, dans ces nouvelles conditions, s'applique mieux contre la paroi thoracique et fournit alors une pulsation plus appréciable sur le tracé.

La ligne Pr montre une série d'oscillations artérielles à peu près égales jusqu'au moment précis où le cœur se ralentit.

Si l'on veut prendre pour point de repère la ligne de niveau pointillée, on voit alors les oscillations devenir plus étendues et leur niveau s'abaisser graduellement; puis enfin, au moment de l'arrêt, les oscillations se supprimer complètement pendant que la courbe continue à s'abaisser. Le manomètre, qui au moment de l'injection oscillait entre 14 et 16 c. Hg., est descendu à 4 pendant le grand arrêt cardiaque.

Dans l'expérience précédente nous avons vu les accidents survenir du côté du cœur après 9''. C'est la durée moyenne qui est nécessaire pour permettre au chloral d'aller agir sur l'endocarde, mais on observe à ce sujet bien des variantes. Nous avons déjà indiqué que l'action était beaucoup plus tardive lorsque l'on agit loin du cœur; c'est ainsi que lorsque l'injection est pratiquée dans la veine fémorale il faut attendre environ 18 ou 20 secondes pour voir l'effet se manifester.

Il est encore un point sur lequel nous devons appeler l'attention; c'est que l'arrêt du cœur peut se produire brusquement et ne pas être précédé d'un ralentissement comme on le voit dans la fig. 1. Dans ce cas il se produit une chute brusque et profonde de la pression, qui peut descendre tout d'un coup de 8 ou 10 degrés. Le manomètre ne fournit plus alors une courbe graduellement descendante, mais une ligne presque verticale. Ces phénomènes se produisent lorsque l'injection a été rapide, à dose assez élevée (1 gr. 50 à 2 gr.), et pratiquée sur une veine rapprochée du cœur droit, sur la jugulaire par exemple. Ces arrêts brusques dn cœur sont les plus dangereux ; lorsqu'on ne les voit pas précédés par une période de ralentissement il est à craindre qu'ils ne soient définitifs, que la réparation ne se fasse pas ou du moins qu'elle ne s'établisse que très-péniblement.

En somme, les troubles cardiaques sont variables, et peuvent passer par une série de phases qui offrent chacune un caractère de gravité différent. C'est : 1° un simple ralentissement des pulsations avec abaissement de pression ; 2° ralentissement suivi d'un arrêt plus ou moins prolongé ; la période de réparation fait rarement défaut ; 3° arrêt brusque du cœur, avec chute profonde de la pression ; la période de rétablissement des pulsations peut encore survenir, mais il n'est pas rare qu'elle fasse défaut. L'arrêt du cœur est alors définitif.

Nous avons toujours constaté ces divers troubles dans nos expériences sur les animaux ; mais une question se pose ici. En est-il de même chez l'homme ? De nombreux faits de physiologie comparée, bien établis aujourd'hui, nous permettent, *a priori*, de répondre par l'affirmative. Et comment en serait-il autrement ? Existe-t-il entre les systèmes circulatoire et respiratoire d'un grand mammifère, tel que le chien ou le cheval, et ceux de l'homme, des différences anatomiques ou histologiques assez tranchées, pour qu'un effet bien accusé produit par une substance médicamenteuse sur les premiers, ne se retrouve pas chez le second? Que serait la physiologie expérimentale, si les résultats obtenus sur les animaux n'etaient pas applicables à l'homme?

Nous devons cependant avouer que nous n'avons jamais eu l'occasion de constater sur le malade les phénomènes signalés précédemment. Malgré les efforts tentés par M. le professeur Oré pour faire accepter par les chirurgiens les injections intra-veineuses de chloral, ces opérations se pratiquent rarement. Nous avons, il est vrai, été témoin à Bordeaux de plusieurs injections pratiquées par M. Oré, soit pour combattre des accidents tétaniques, soit pour obtenir l'anesthésie chirurgicale ; mais ces faits se passaient à une époque où les troubles cardiaques provoqués par le chloral n'avaient pas encore attiré notre attention. Nous devons donc nous en tenir aux indications fournies par M. Oré dans les nombreuses observations qu'il a publiées à ce sujet.

Nous avons cité dans la partie historique de ce travail plusieurs extraits des ouvrages de l'éminent physiologiste, et nous avons fait remarquer qu'il était bien difficile, au lit du malade, d'explorer avec précision des accidents aussi passagers.

Nous n'insisterons pas sur ce point, nous ajouterons seulement que, de la lecture des divers documents qu'il nous a été donné de consulter, il résulte pour nous cette conviction, c'est que, consécutivement à l'injection de chloral chez l'homme, on observe des troubles analogues à ceux qui ont été constatés chez les animaux ; tels que, gêne ou arrêt respiratoire, immobilisation du thorax, ralentissement du cœur, etc. Ces divers phénomènes sont assez vaguement signalés dans les observations. C'est une lacune à combler, et nous serions trop heureux si nous parvenions à attirer sur ce point intéressant l'attention des physiologistes.

ÉTUDE DE QUELQUES PHÉNOMÈNES MÉCANIQUES SECON-
DAIRES QUI SE PASSENT DANS LE CŒUR RALENTI PAR
L'ACTION DU CHLORAL.

Nous n'avons parlé jusqu'ici que du phénomène le plus important, celui qui attire le premier l'attention de l'observateur, c'est-à-dire le ralentissement et l'arrêt du cœur. Mais il est une question de second ordre, qui offre de son côté le plus grand intérêt, c'est l'étude du fonctionnement de ce cœur ralenti. N'est-il pas, en effet, de la plus haute importance de savoir comment se comporte ce cœur sous l'influence immédiate du chloral? Nous avons vu que les systoles deviennent rares. Mais ne pourrait-il pas se faire que chacune d'elles envoyant dans les artères plus de sang qu'à l'état normal, la somme totale du liquide débité restât la même? Il est donc nécessaire, comparant le fonctionnement du cœur avant et après l'injection, de déterminer tout d'abord s'il reçoit plus de sang entre deux systoles, et en second lieu s'il se vide plus ou moins complètement pendant chaque contraction. Nous étudierons ensuite comment se comporte chaque partie du cœur, et quelle part revient à chacune d'elles dans les troubles observés.

Le plan que nous venons de tracer est des plus vastes et nécessite les recherches les plus minutieuses. N'ayant eu, jusqu'ici, à déterminer que les modifications de rhythme et de fréquence des battements, l'exploration extérieure pratiquée au moyen du cardiographe nous a suffi. Mais on conçoit que cette méthode d'étude devient complètement insuffisante pour nous fournir les renseignements dont nous allons avoir besoin. M. le professeur Marey a montré, il est vrai (1), que l'étude détaillée du tracé fourni par la pulsation cardiaque, pouvait indiquer comment le cœur

(1) Marey. Mémoire sur la pulsation du cœur (C.-R. des travaux du Laboratoire, 1875.)

Troquart.   3

se vide et se remplit. Mais les renseignements fournis par cette méthode sont difficilement appréciables et demandent une étude toute particulière. On obtient des résultats plus exacts et plus faciles à saisir par l'exploration directe des changements de volume du cœur.

L'idée de compléter nos connaissances sur les modifications mécaniques des organes par l'étude des changements de volume, est due à M. Marey. Elle a été reprise et développée par M. François Franck, et, grâce à des recherches récentes (1), elle est devenue la source d'un grand nombre d'indications précieuses. Voici sur quel principe repose cette étude : si l'on place dans un milieu mobile limité (air ou liquide inerte) l'organe dont on veut apprécier les changements de volume, ses modifications entraîneront dans le milieu des déplacements qu'on pourra inscrire à l'aide d'appareils enregistreurs.

Théoriquement cette méthode est générale, et on est déjà parvenu à l'appliquer à un grand nombre d'organes. Pour ce qui concerne le cœur, M. Marey, le premier, a fait l'application de cette méthode pour vérifier les idées théoriques qu'il avait émises au sujet des alternatives d'augmentation et de diminution de volume de l'organe pendant la diastole et la systole ventriculaires :

« Le cœur, disait-il, en même temps qu'il se durcit, se vide de son contenu et diminue de volume. Inversement, pendant le relâchement des parois, il grossit par l'abord du sang qui coule de l'oreillette, même avant la systole de cette cavité. » Ces idées ont été pleinement confirmées par les résultats très-précis qu'a fourni postérieurement l'étude des changements de volume du cœur.

(1) François Franck. C.-R. Acad. sc. 28 mai 1877 (le développement de cette note paraîtra dans les C.-R. du Lab. du prof. Marey pour l'année 1877). Paris, G. Masson.

MÉTHODES D'ÉTUDE.

Entrons maintenant dans quelques détails relatifs aux méthodes d'étude que nous avons employées.

On peut expérimenter dans deux conditions bien différentes : 1° sur un cœur isolé ; 2° sur le cœur en place. Passons-les successivement en revue.

1° *Changements de volume du cœur isolé.*

Nous avons utilisé dans cette étude le procédé indiqué par M. le professeur Marey. M. Fr. Franck a modifié la disposition de l'appareil, et en donne une description détaillée dans son *Mémoire sur les volumes et débits du cœur de tortue isolé*, qu'il a eu l'extrême obligeance de nous communiquer en épreuves et auquel nous ferons quelques emprunts. Indiquons d'abord en quelques mots quel est le procédé de M. Marey.

Ce procédé n'est applicable qu'à des animaux à sang froid ; on utilise en général la tortue terrestre. Après avoir détaché le cœur, on lie tous les vaisseaux artériels, à l'exception d'une des artères aortes sur laquelle on adapte un tube efférent ; tous les vaisseaux veineux à l'exception d'une veine cave à laquelle on adapte un tube afférent. Ces tubes sont destinés à être mis en rapport avec un vase rempli de sang défibriné. Le cœur ainsi préparé est placé dans un bocal de verre. Les tubes afférent et efférent traversent à frottement un bouchon de caoutchouc qui ferme le bocal à sa partie supérieure. Les extrémités libres de ces tubes se continuent avec des tubes de caoutchouc dont l'un (tube-veine) apporte au cœur le sang défibriné qu'il puise dans un vase supérieur, et dont on peut faire varier la pression ; l'autre (tube-artère) ramène dans le vase le sang chassé par le ventricule.

Pour obtenir l'indication des changements de volume, on met le bocal dans lequel est contenu le cœur en communication avec un tambour à levier par un tube en caoutchouc. Chaque fois que le cœur entre en systole, il perd de son volume exactement celui du sang qu'il chasse dans le tube efférent. Il y a raréfaction d'air dans le bocal et, par suite, dans le tambour à levier en communication avec lui, ce qui s'accuse sur le tracé par une courbe descendante. La diastole, au contraire, correspondant à une augmentation de volume, donnera une courbe ascendante.

Telle est la disposition qui permet d'apprécier graphiquement les changements de volume du cœur isolé. L'appareil de M. Marey, qui permet d'obtenir en même temps les débits du cœur et les changements de pression du sang dans les vaisseaux, est plus compliqué que la description précédente ne le ferait supposer. Je n'ai indiqué que la partie qui a rapport aux changements de volume (1).

M. François Franck a eu recours au même moyen ; mais le plus souvent, au lieu de laisser le cœur dans l'air, il l'a plongé dans un liquide indifférent, l'huile de lin tiédie, par exemple. J'extrais de son mémoire la description suivante : « Pour obtenir les indications des changements de volume du cœur immergé, la cavité de l'éprouvette a été mise en communication par un tube de verre contourné et soudé à sa partie inférieure avec une ampoule de verre arrivant à la hauteur du bouchon de l'éprouvette. Le niveau de l'huile était le même dans ces deux vases communiquant pendant l'immobilité du cœur ; mais, pendant la diastole, ce niveau s'élevait dans l'ampoule et produisait une compression d'air au-dessus de lui ; en transmettant le mouvement de la colonne d'air à un large tambour à levier inscripteur n'offrant pas de résistance élastique dont on dut tenir compte, j'obtenais une courbe ascendante dont les ordonnées étaient

(1) Voir pour plus de détails : Marey, Mém. sur la pulsat. du cœur. C.-R. du Lab., Paris, G. Masson, 1875.)

proportionnelles aux valeurs successives de l'augmentation graduelle de volume du cœur, du début à la fin de sa réplétion. Le niveau de l'huile, s'abaissant dans l'ampoule quand la systole du cœur succédait à la diastole, la raréfaction d'air qui en résultait déterminait le rappel de la plume de l'appareil inscripteur, et une courbe descendante était tracée ; cette courbe descendait d'autant plus rapidement que la systole était plus énergique et l'évacuation plus complète. Je pouvais ainsi juger de la valeur plus ou moins grande du débit du ventricule. »

Nous nous bornerons à ces quelques détails, persuadé qu'ils seront suffisants pour donner une idée de la méthode que nous avons utilisée dans nos recherches. Pour les indications complémentaires, nous renvoyons au mémoire très-détaillé que nous avons mis à contribution, et dans lequel on trouvera des renseignements très-précis sur la question.

2° *Changements de volume du cœur en place.*

Nous venons de voir comment on pouvait explorer les changements de volume du cœur des animaux à sang froid, en enlevant ce cœur et le plaçant dans un vase clos, où il communique soit à l'air, soit à un liquide ambiant, des oscillations qu'on recueille facilement par la méthode graphique.

Mais ce procédé n'est plus applicable aux animaux à sang chaud, tels que le chien. Chez eux, il devient indispensable de laisser le cœur dans sa situation normale et de l'étudier en place. On peut, à la rigueur, soulever le cœur, le placer dans un bocal en verre qui s'adapte à peu près à sa forme, et faire communiquer ce vase clos avec un tambour à levier inscripteur. Mais on rencontre dans l'application de ce procédé de grandes difficultés, et il y a toujours lieu de craindre que les bords rigides du bocal n'exercent sur les gros vaisseaux des compressions qui troublent plus ou moins le fonctionnement normal du cœur. M. Franck a imaginé pour cette étude un procédé très-simple et qui permet d'étudier facilement les changements de volume du cœur sur l'animal vivant, sans le déplacer ni le soumettre à aucune manœuvre qui puisse altérer ses fonctions. Son procédé consiste à utiliser le péricarde, comme membrane inextensible, pour constituer une cavité close dans laquelle les changements de volume du cœur sont facilement appréciables. On adapte à la partie inférieure du péricarde un tube de verre qui met la cavité de la séreuse en communication avec un tambour à levier. Les mouvements alternatifs de dilatation diastolique et de resserrement systolique du cœur déplacent une certaine quantité d'air. Cet air, refoulé et comprimé dans le tambour pendant la diastole, fait mouvoir sur un cylindre le levier inscripteur. Par conséquent, sur le tracé, chaque réplétion ou diastole est indiquée par une courbe ascendante, tandis que chaque évacuation ou systole est représentée par une courbe descendante. On conçoit facilement la richesse des renseignements qui seront fournis par les courbes recueillies à l'aide de ce procédé. L'amplitude de la ligne ascendante indiquera le degré de réplétion du cœur ; son obliquité plus ou moins prononcée renseignera sur la rapidité de la phase diastolique ; de son côté, le degré d'amplitude et d'obliquité de la ligne descendante permettra de savoir si la systole a été plus ou moins efficace, etc. En traçant une ligne de niveau qui servira de point de repère (fig. 2), on arrivera facilement à apprécier d'un coup d'œil la façon dont le cœur se remplit et se vide sous telle ou telle influence, et à savoir si, malgré la persistance des systoles, il ne se gorge pas lentement, l'apport sanguin étant plus considérable que le débit. Nous verrons plus loin combien ce mode d'étude nous a été précieux pour la détermination exacte des troubles cardiaques sous l'influence du chloral.

ÉTUDE DES CHANGEMENTS DE VOLUME DU CŒUR
SOUS L'INFLUENCE DU CHLORAL.

Nous nous sommes proposé, dans le chapitre précédent, d'indiquer rapidement les procédés que nous avons mis en usage pour arriver à une appréciation exacte des troubles cardiaques déterminés par le chloral ; appliquons maintenant les données acquises, et voyons d'abord quelle action exerce le chloral sur le cœur isolé.

§ 1. — Expériences sur le cœur isolé, soumis à une circulaton artificielle.

Pour ce genre d'expériences, l'animal le plus commode est la tortue terrestre. Les battements persistent, en effet, pendant plusieurs heures après la mort, alors même que le cœur a été isolé ; on peut lui conserver la vitalité pendant une journée entière en établissant une circulation artificielle. Nous ne reviendrons pas sur la description de l'appareil qui permet d'établir dans le cœur une irrigation sanguine continue et d'inscrire les changements de volume. Nous rappellerons seulement que chaque systole, correspondant à une diminution de volume, se traduit sur le tracé par une courbe descendante, tandis que chaque diastole donne lieu à une courbe ascendante.

Lorsque le cœur est placé dans l'appareil, que la circulation artificielle est établie, il faut avant de commencer l'expérience, attendre que les battements aient acquis un rhythme bien régulier. C'est souvent une des principales difficultés qui arrêtent l'expérimentateur.

Comment songer, en effet, à essayer l'action d'une substance sur un cœur dont les contractions ne sont pas au préalable d'une régularité parfaite ? Lorsque les systoles sont lentes, paresseuses, irrégulières, on arrive parfois à modifier avantageusement leur rhythme au moyen de divers artifices que nous pouvons seulement signaler ici ; par exemple, en augmentant ou en diminuant la pression, suivant l'état de dilatation de l'organe; en chauffant légèrement le sang qui est fourni par le tube afférent; en exerçant sur le cœur deux ou trois excitations mécaniques, etc.

Lorsque l'on a obtenu un rhythme régulier, si, par un tube collatéral on pousse une injection de chloral, de manière à ce qu'elle vienne se mêler au sang qui doit passer dans le cœur, on voit bientôt se produire un arrêt des battements. Si, alors, on examine le tracé, on remarque que l'arrêt, indiqué par une ligne droite, a commencé immédiatement après par une courbe descendante, c'est-à-dire, après une diminution de volume, ou systole. *Le cœur de la tortue est arrêté en systole permanente.*

On peut vérifier le fait en examinant directement le cœur. On voit alors que ce cœur est immobile, que le ventricule est contracté, dur, globuleux; que l'oreillette au contraire se laisse facilement distendre par le sang.

Cette oreillette présente parfois de légères secousses musculaires, mais qui n'ont d'autre effet que de refouler une certaine quantité de sang dans le tube afférent. Le ventricule, en effet, est tellement contracté qu'il ne laisse pas pénétrer une goutte de sang dans sa cavité.

Lorsque la quantité du chloral mêlée au sang a été assez considérable, l'arrêt du cœur est définitif. Dans ce cas, le tracé fournit jusqu'à la fin une ligne droite; le volume ne varie pas, l'oreillette étant dès le début distendue au maximum, et le ventricule énergiquement contracté.

Si la dose de chloral est moindre, l'arrêt peut n'être que momentané. Après un temps variable (de quelques secondes à 4 et 5 minutes), le ventricule se relâche; il se laisse distendre peu à peu, et lorsque sa distension est arrivée à son maximum, il envoie une ondée volumineuse. Ses contractions sont d'abord rares, mais il reprend peu à peu son rhythme normal.

La ligne fournie par le tracé des changements de volume est droite pendant tout le temps de la contraction ventriculaire ; mais au moment où le ventricule commence à se laisser distendre par le sang, elle prend une direction ascendante très-oblique ; enfin, elle devient brusquement descendante au moment de la contraction.

Nous avons plusieurs fois répété cette expérience sur la tortue et nous avons toujours vu le chloral donner lieu à *un arrêt systolique* du venticule, fait en contradiction avec les résultats que nous avons obtenus sur le chien et le lapin, où l'on observe constamment un *arrêt en diastole*, comme on le verra dans le chapitre suivant. Il semble difficile de donner une explication rigoureuse du phénomène. Aussi nous bornerons-nous pour le moment à signaler le fait, sans entrer dans la discussion du mécanisme par lequel il se produit, mécanisme sur lequel nous reviendrons plus loin.

§ 2. — Expériences sur le cœur en place (exploration des volumes à l'intérieur du péricarde).

Nous savons qu'on peut utiliser le péricarde comme cavité close, et le transformer en appareil à changements de volume. M. Franck a bien voulu nous indiquer tous les détails du manuel opératoire, et, avec sa bienveillance habituelle, il nous a aidé lui-même à mettre en usage son procédé pour nos expériences.

Voici les résultats que nous avons obtenus :

Expérience. — Chien du poids de 15 kil. Thorax ouvert à l'aide du thermo-cautère, afin d'éviter les hémorrhagies. Respiration artificielle. Bulbe coupé.

On met en communication avec la cavité du péricarde un tambour à levier, suivant le procédé indiqué. L'artère fémorale droite en rapport avec un manomètre métallique

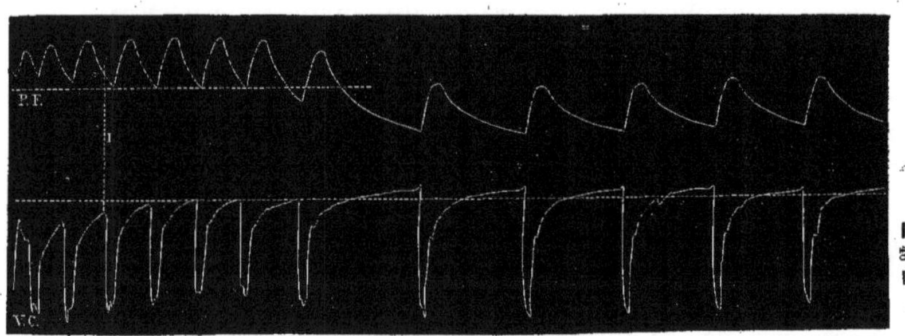

Fig. II. — Changements de volume du cœur sous l'influence du chloral.

P.F. Pression fémorale. Injection en I. 6" après, grand abaissement de pression et ralentissement du cœur.

V.C. Volume du cœur. Au ralentissement du cœur correspond une augmentation de volume.

donne le tracé de la pression ; sur le cylindre enregistreur
on recueille donc deux courbes qui s'inscrivent simultanément : la supérieure P. F, qui correspond à la pression
artérielle, l'inférieure V. C., qui indique les changements
de volume du cœur (F. 2).

Une première injection (1 gr. 50 c. de chloral en solution
dans 3 gr. d'eau), poussée dans la veine jugulaire droite,
donne le tracé représenté figure 2. L'injection ayant été
poussée en I, on voit se produire, six secondes après, un
abaissement de pression considérable (de 16° le manomètre
tombe à 6° environ), le sommet des oscillations correspond
à la partie la plus déclive des oscillations primitives. Les
ondées sanguines deviennent rares; elles ont conservé leur
amplitude.

La ligne V. C, qui est celle des changements de volume
de l'organe, nous donne des renseignements complémentaires. Si l'on tient compte de la ligne de niveau, on voit
qu'au moment où la pression baisse, le cœur, en même
temps qu'il se ralentit, augmente de volume. La systole
vient de s'effectuer dans des conditions normales ; mais la
diastole se prolonge; elle durait une seconde environ: tout
d'un coup sa durée augmente et persiste pendant quatre
secondes ; durant tout ce temps, le cœur reçoit du sang, il
se laisse distendre, il augmente de volume. Toute la partie
qui dépasse supérieurement la ligne de niveau indique cet
engorgement.

Quant à la systole, elle est aussi rapide et au moins aussi
énergique que précédemment. En effet, les lignes descendantes sont presque verticales, ce qui indique la rapidité
de la contraction; elles atteignent et dépassent même
légèrement leur niveau inférieur primitif, ce qui prouve
que les systoles s'accompagnent d'une abondante évacuation.

D'ailleurs, en suivant le tracé, on peut voir que le cœur
distendu au maximum dès le début ne se laisse pas en-

gorger peu à peu, mais que cette dilatation exagérée tend au contraire à disparaître, que la lésion tend à se réparer. Le chloral n'a pas enlevé au cœur son énergie ; il ne l'a troublé dans son fonctionnement qu'en provoquant un ralentissement de contractions.

L'apport sanguin continuant à se faire dans les mêmes proportions pendant l'intervalle de deux systoles, il est évident que plus cet intervalle sera grand, et plus l'apport sera considérable. Mais si le cœur a conservé son énergie, il sera capable de chasser la masse de son contenu, bien que cette masse soit accrue; il ne se laissera pas engorger. C'est ce que nous voyons très-nettement dans le tracé de la figure 2.

En est-il toujours ainsi ? A priori, on peut répondre négativement. On conçoit, en effet, que si l'influence perturbatrice persistait, le muscle cardiaque se fatiguerait de ce surcroît de travail. Les systoles perdant peu à peu leur énergie, deviendraient insuffisantes à évacuer la masse totale du sang. Le cœur se laisserait distendre. C'est ce qui arrive lorsqu'on pratique sur un animal plusieurs injections successives de chloral. La figure 3 nous en offre un très-bel exemple.

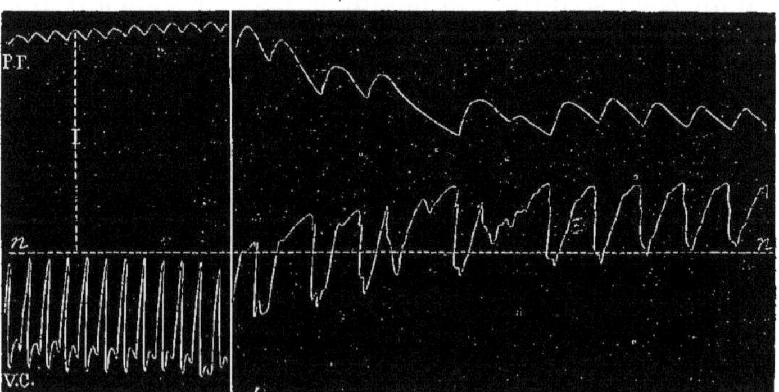

Fig. III. — Changements de volume du cœur sous l'influence du chloral. P.F. Pression fémorale. V.C. Changements de volume du cœur. I. injection (2 gr. chl., 4 gr. eau); *n n* ligne de niveau.

Ce tracé a été recueilli sur le chien qui nous a fourni la figure 2. On a déjà fait deux injections dans la jugulaire. En I, 3ᵉ injection (2 gr. chloral sur 4 gr. d'eau).

L'effet, quoique très-accusé, est tardif. Il ne se montre que quatorze secondes après l'injection.

Le cœur se ralentit ; il devient irrégulier, mais surtout il se laisse distendre. Nous voyons, en effet, les courbes ascendantes et descendantes s'élever peu à peu jusqu'au dessus de la ligne de niveau, ce qui indique un engorgement progressif. Les systoles sont évidemment incomplètes ; chacune d'elles est plus courte que la diastole précédente ; et cependant, si l'on examine la courbe de pression correspondante, on remarque que les pulsations artérielles paraissent être plus amples qu'avant l'injection, malgré le défaut d'énergie cardiaque. Nous pensons que cette contradiction apparente peut s'expliquer par deux raisons : la première, c'est qu'il se pourrait que les ondées sanguines fussent volumineuses, bien qu'insuffisantes à permettre l'évacuation complète des cavités ventriculaires ; la seconde et la plus importante, c'est que le système artériel se trouve sous basse pression, et que, dans ces conditions, une ondée faible peut donner lieu à un soulèvement vasculaire ou à une oscillation manométrique considérables.

La figure 3 permet de conclure que, dans certains cas, les systoles peuvent continuer à se faire, mais qu'ayant perdu une partie de leur énergie, elles deviennent impuissantes à évacuer la totalité du sang qui s'accumule ; l'apport étant plus considérable que le débit, le cœur augmente de volume.

Les troubles cardiaques peuvent être plus accusés ; le ventricule fatigué peut devenir impuissant à envoyer dans le système artériel des ondées sanguines de quelque volume. C'est ce que montre la figure 4.

Le tracé a été recueilli toujours sur le même chien, après

une cinquième injection $\left(\dfrac{2\ \text{gr.}\ 50}{5\ \text{gr.}}\right)$. On voit le cœur se

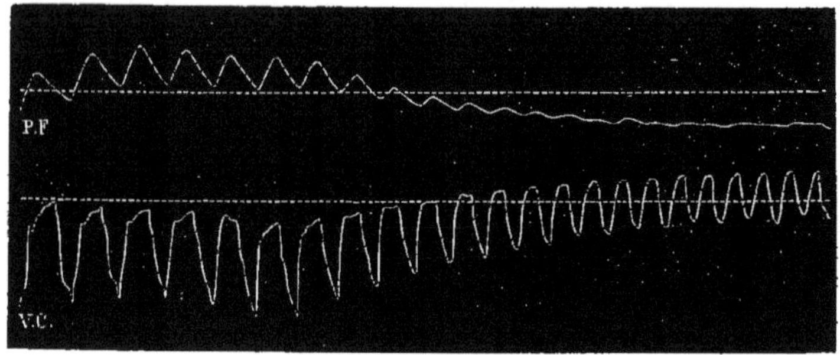

Fig. IV.

V.C. Cœur sous l'influence du chloral.
P.F. Systoles insuffisantes, d'où augmentation graduelle du volume du
cœur V.C. et abaissement progressif de la pression P.F. par défaut
d'ondées.

distendre progressivement; les systoles, au lieu de se ralentir comme dans les cas précédents, devenir plus fréquentes, mais absolument inefficaces. En effet, si l'on jette
un coup d'œil sur la courbe correspondante de la pression
artérielle, on constate que cette pression subit un abaissement considérable. Les ondées sanguines sont à peine indiquées sur le tracé ; le ventricule n'envoie donc que très-
peu de sang dans les artères ; il se contracte sur une masse
sanguine qu'il est tout à fait impuissant à refouler.

En résumé, la figure 4 montre un cœur gorgé en diastole permanente, avec de petites secousses musculaires du
ventricule.

Ce cas constitue évidemment la transition entre le fonctionnement normal du cœur et ces troubles étranges, qui
sont caractérisés par des secousses musculaires très-rapides des ventricules, sans aucune évacuation dans les artères. Ce sont là des systoles avortées en série, pendant
lesquelles on voit se produire une chute de pression comme

pendant un arrêt du cœur (1). Nous reviendrons sur ces phénomènes à propos des troubles consécutifs.

MODIFICATIONS DE CHAQUE PARTIE DU CŒUR PENDANT LES ARRETS DIASTOLIQUES.

L'étude des changements de volume du cœur nous a permis de répondre aux deux premières questions que nous nous étions posées, relativement au mode de fonctionnement de l'organe ralenti par le chloral. Nous avons vu, en effet : 1° que le cœur se laisse distendre, et augmente de volume outre mesure pendant la diastole ; 2° que l'évacuation complète, au début, devenait peu à peu insuffisante par suite de la fatigue progressive du muscle ventriculaire.

Il reste un troisième point à élucider; il s'agit de savoir comment se comporte chacune des parties du cœur pendant les arrêts diastoliques. Le moyen le plus simple de résoudre le problème, est de pratiquer une exploration directe du cœur sur un animal.

Après avoir obtenu l'insensibilité par la section et la dilacération du bulbe ou par le curare, on ouvre largement le thorax, en ayant soin d'entretenir la respiration artificielle pendant toute l'expérience. On applique alors directement sur le ventricule un explorateur à paroi mobile. Cet appareil est mis en communication par un tube en caoutchouc, avec un tambour à levier inscripteur. Toutes les fois que le ventricule entre en systole, il augmente de consistance, devient dur, globuleux, et repousse la paroi élastique de l'explorateur. Il se produit dès lors, à l'intérieur de l'instrument une pression d'air qui se communique au tambour à levier ; d'où soulèvement de la plume et ligne

(1) V. François Franck. C.-R. Acad. Sc. 16 avril 1877 et Gazette Hebdomadaire, mai 1877.

ascendante sur le tracé ; réciproquement, la diastole se traduit par une ligne descendante.

Ici se pose une question : l'exploration simultanée des
deux ventricules est - elle nécessaire ? L'exploration de
l'une ou l'autre de ces parties contractiles est - elle
indifférente ? Le synchronisme des deux contractions
ventriculaires nous paraît aujourd'hui démontré par
les recherches récentes de cardiographie. Même pendant les troubles cardiaques les plus accusés, la concor-
dance des systoles ventriculaires reste parfaite ; toute influence qui trouble le rhythme d'un ventricule retentit immédiatement sur l'autre, pour provoquer la même altération. Par conséquent, au point de vue de l'exactitude des
indications, l'exploration de l'une ou l'autre partie est indifférente ; mais au point de vue de la netteté du tracé, il
est préférable d'explorer le ventricule gauche qui fournit
des courbes beaucoup plus accusées.

C'est dans ces conditions que nous avons recueilli le
tracé représenté figure 5, sur un chien curarisé, à thorax
ouvert avec le thermo-cautère. La ligne PC est celle fournie par l'exploration directe des pulsations cardiaques. La
ligne PF est celle de la pression fémorale. En I on pousse
dans la veine jugulaire une injection de chloral $\left(\dfrac{1 \text{ gr.}}{2 \text{ gr.}} \right)$

On voit bientôt le ventricule s'arrêter en diastole. A cet
arrêt correspond une grande chute de pression. Mais si l'on
examine la ligne PC, après l'arrêt ventriculaire, on voit
qu'elle présente de distance en distance des petits soulèvements ; on remarque, en outre, qu'elle est progressivement ascendante. Les petits soulèvements sont dus à la
persistance des contractions auriculaires ; l'ascension continue de la ligne tient à l'engorgement progressif du cœur.
On pourrait croire, au premier abord, que les inégalités
que nous attribuons aux contractions de l'oreillette sont
dues en réalité à des secousses musculaires insuffisantes du

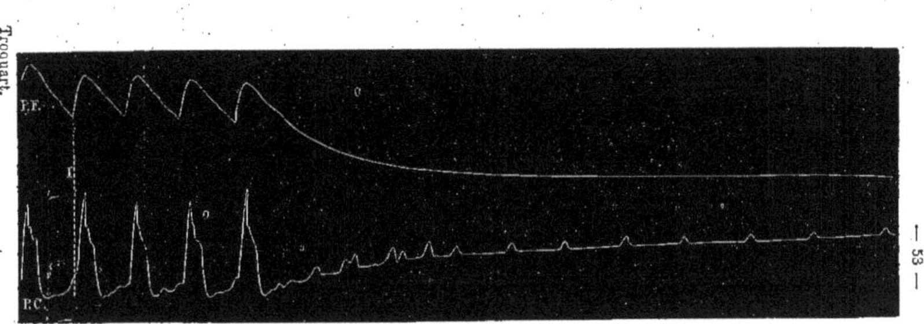

Fig. V. — Arrêt du ventricule et persistance des contractions auriculaires.

La pression fémorale P.F. tombe très-bas au moment de l'arrêt du ventricule .
P. C. Pulsations cardiaques (exploration directe). Les systoles ventriculaires s'arrêtent; celles de l'oreil-
lette persistent. Le cœur se distend
I. Injection de chloral 1 gr. (veine jugulaire)

ventricule, se contractant en vain sur la masse sanguine qui le distend, comme nous l'avons vu dans le cas représenté par la figure 4. Cette interprétation serait fausse, car l'uniformité parfaite de la ligne de pression indique très-clairement qu'il n'y a pas la moindre ondée lancée dans les artères. Le ventricule est absolument immobile en diastole forcée ; mais les contractions de l'oreillette persistant, lui envoient chacune un excès de sang ; sa paroi élastique se laisse distendre et communique à l'explorateur un léger mouvement ; c'est ainsi que doivent s'expliquer les petites ascensions du tracé, consécutives à l'arrêt ventriculaire ; chacune d'elle correspond à un mouvement d'expansion, communiqué par les contractions persistantes de l'oreillette.

Nous sommes maintenant en mesure d'expliquer l'engorgement et l'augmentation de volume du cœur, qui se produisent constamment sous l'influence du chloral.

A l'état normal, aussitôt après la systole ventriculaire, il se produit un écoulement de sang qui précède la contraction de l'oreillette, et commence à distendre le ventricule ; la contraction auriculaire ne fait que terminer la réplétion du ventricule, et précède immédiatement sa systole. On conçoit donc que plus la diastole sera longue et plus cet écoulement sanguin présystolique sera considérable. Combien l'engorgement sera-t-il plus prononcé encore, si à cette première cause s'ajoute celle bien plus efficace de la persistance des contractions auriculaires, pendant l'arrêt diastolique ! C'est ce qui se produit sous l'influence du chloral, et ce qui explique ces augmentations de volume considérables et constantes sur lesquelles nous avons précédemment insisté.

TERMINAISON DES ACCIDENTS CARDIAQUES IMMÉDIATS.

Nous croyons avoir bien établi que chez les animaux

mammifères, l'injection intra-veineuse de chloral produit, suivant la dose, un ralentissement ou un arrêt des battements du cœur. Voyons maintenant comment se terminent ces accidents.

Le simple ralentissement se termine presque toujours par le retour plus ou moins rapide du cœur à son rhythme normal. Il n'en est pas de même pour l'arrêt. Le plus souvent, il est vrai, le cœur reprend ses battements au bout de 7 à 8 secondes ; mais si la dose a été assez forte, l'arrêt peut être définitif. La pression artérielle tombe à son minimum et ne se relève plus ; l'arrêt respiratoire précède toujours l'arrêt du cœur. On voit alors les trois leviers du manomètre, du cardiographe et du pneumographe fournir sur le tracé chacun une ligne droite (V. fig. 1) qui se continue indéfiniment. Au bout de trois ou quatre minutes, on peut considérer l'animal comme mort, la lésion comme irréparable.

Mais l'arrêt des battements est le plus souvent momentané ; sa durée est très-variable ; elle est ordinairement de quelques secondes ; nous avons vu dans certains cas le cœur recouvrer ses fonctions après un arrêt de près d'une minute. Leplus souvent l'immobilisation du cœur n'est pas absolue ; s'il se produit, par exemple, un arrêt qui se prolonge pendant dix ou douze secondes, il n'est pas rare de voir pendant cet intervalle une ou deux petites contractions du ventricule envoyer dans les artères de faibles ondées. Puis assez brusquement le jeu régulier du cœur reparaît. La pression qui était tombée à 3° ou 4° remonte graduellement et atteint à peu près son niveau primitif. Tous ces phénomènes de réparation sont d'ailleurs très-variables, suivant les conditions dans lesquelles l'injection est pratiquée. Nous verrons par la suite que le cœur devient de moins en moins impressionable à mesure qu'on multiplie les injections ; il faut donc tenir grand compte de la quantité de chloral déjà introduite dans l'organisme. Après une première injection,

si la dose de chloral est un peu forte, on observe assez
souvent un arrêt définitif ; si, au contraire, la dose est
modérée, il se produit un simple ralentissement ou un arrêt
mementané suivis l'un et l'autre d'une réparation rapide ;
dès les premiers battements du cœur, la pression artérielle
remonte assez promptement et atteint en général son
niveau primitif ; nous savons, en effet, qu'à ce moment le
cœur n'a pas perdu de son énergie, que les systoles s'effec-
tuent complètement et envoient dans les artères des ondées
volumineuses. Mais lorsqu'on examine comment se fait la
réparation des accidents cardiaques après plusieurs injections successives, on voit que cette réparation est plus difficile, et surtout plus lente ; dans ces conditions, à moins de
doses considérables (4 à 5 gr.) injectées brusquement, on
observe rarement l'arrêt définitif du cœur ; le plus souvent,
c'est un ralentissement peu appréciable sur le tracé fourni
par le cardiographe, mais qui s'accuse davantage par les
variations de la pression artérielle. Bien que les oscillations
aient conservé leur amplitude, il se produit une chute
assez considérable de pression ; elle descend à 2° ou 3° du
manomètre, puis remonte lentement, péniblement : 30 à
40 secondes sont souvent nécessaires pour qu'elle atteigne
son niveau normal, et encore n'est-il pas rare de la voir
s'arrêter, à quelques dixièmes de degré au-dessous de son
point de départ. On s'expliquera facilement cette lenteur
de la réparation, si l'on réfléchit aux conditions dans lesquelles nous nous trouvons placés. L'animal en expérience
a déjà reçu plusieurs injections intra-veineuses ; par conséquent il a absorbé une quantité assez considérable de
chloral, et tout son système circulatoire a subi l'influence du médicament, son cœur a éprouvé à plusieurs
reprises des troubles profonds et a dû dépenser une
certaine somme de travail pour réparer ces accidents ; le
muscle ventriculaire est, par conséquent fatigué ; les ondées
sanguines sont envoyées avec moins de force. D'un autre

côté, de nombreux travaux ont démontré que le chloral absorbé agit sur le système vasculaire en paralysant les vaso-moteurs, et par suite, en favorisant la dilatation de tous les vaisseaux; ce sont là deux causes qui s'ajoutent l'une à l'autre pour expliquer l'abaissement général de pression.

Lorsque le cœur et le système vasculaire n'ont été soumis à aucune influence préalable, si l'on provoque subitement un arrêt des battements, par exemple, par l'électrisation du pneumogastrique, on voit une chute de pression brusque, coïncidant avec l'arrêt; puis, dès que l'excitation cesse, le cœur reprend son rhythme, et la pression remonte aussi rapidement qu'elle était descendue.

Le mode de réparation est très-différent après l'absorption d'une certaine quantité de chloral, ainsi que nous venons de le voir.

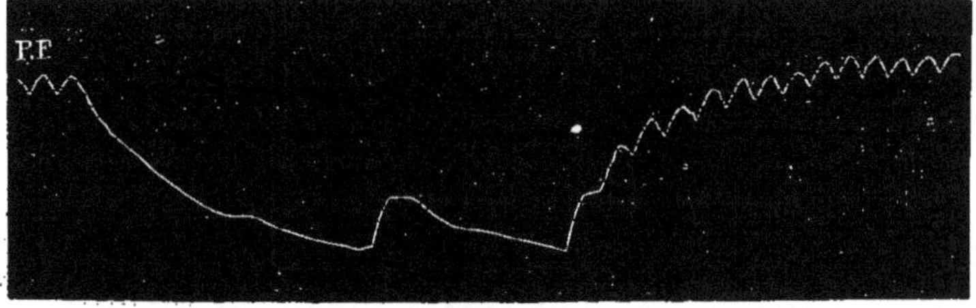

Fig. VI.

P.F. Réparation rapide après arrêt du cœur par excitation du pneumo‑gastrique.

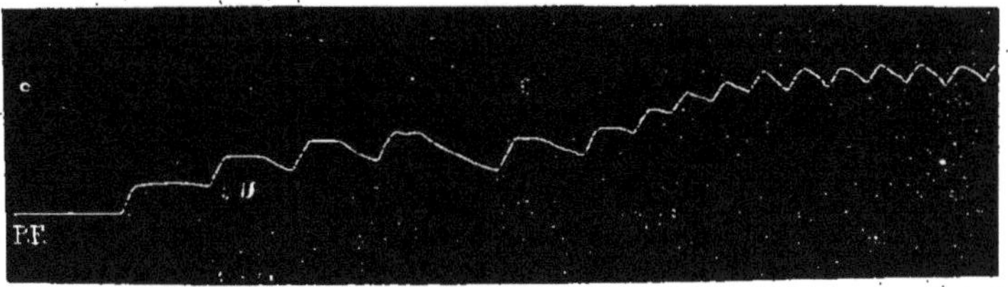

[Fig. VII.

P.F. Réparation lente après arrêt du cœur par injection de chloral.

Les figures 6 et 7 mettent très-bien en relief, d'un côté la rapidité, de l'autre la lenteur de l'ascension de la courbe, après un arrêt du cœur provoqué dans ces conditions différentes.

Il est enfin un mode de réparation des accidents cardiaques dont nous devons dire quelques mots, bien qu'il soit rare et que nous l'ayons observé seulement deux fois chez le chien.

Après un arrêt absolu plus ou moins prolongé, on voit le cœur fournir 7 ou 8 battements réguliers qui font remonter la pression de plusieurs degrés. Il semble tout d'abord que l'on assiste aux phénomènes ordinaires, et que la phase de réparation soit à son début. Mais, tout à coup, et sous une influence qu'il est difficile de s'expliquer, il se produit un nouvel arrêt du cœur tout aussi prolongé que le premier, et qui s'accompagne d'une chute de pression non moins profonde que la précédente. La phase de réparation définitive se produit alors ; elle est, dans ce cas, toujours lente et difficile.

Dans une autre circonstance, nous avons observé un phénomène à peu près analogue, sur un chien qui avait déjà reçu environ 8 grammes de chloral en injection. A la suite d'une nouvelle injection de 1 gr. 80 c., il se produisit un arrêt du cœur qui persista durant 40 secondes. Puis, le cœur donna un battement qui se traduisit sur le tracé de la pression par une grande oscillation ; nouvel arrêt du cœur, et au bout de 25 secondes, une pulsation ; les intervalles séparant deux systoles diminuèrent ainsi progressivement, et au bout de deux minutes, le cœur avait repris à peu près son rhythme normal.

On voit, par conséquent, que la phase de réparation des accidentscardiaques ne présente rien de constant dans son mode d'apparition, ses caractères et sa durée ; qu'elle varie surtout suivant la dose injectée, et selon la quantité de chloral absorbée déjà par l'animal ; que rapide après une première injection, elle devient lente après une série d'injections successives. Examinons maintenant ce qui se passe lorsque la pression est remontée à son niveau primitif, et que la phase de réparation des troubles cardiaques immédiats paraît achevée.

Période consécutive à la réparation des accidents cardiaques primitifs.

De même que tous les phénomènes étudiés jusqu'à préprésent, cette période est très-variable. Les différences observées tiennent évidemment aux influences signalées. Cependant ce que l'on observe à peu près constamment, et qui caractérise le début de cette période, c'est le ralentissement et la régularité des battements du cœur. En effet, si l'on compte le nombre des systoles fournies en un temps donné avant l'injection de chloral, puis, après la réparation des premiers accidents, on observe une diminution de fréquence, qui atteint parfois la moitié du chiffre primitif.

Mais en même temps qu'ils se ralentissent, les battements se régularisent. C'est un phénomène qui a éveillé notre attention dès début de nos expériences et que nous avons toujours constaté depuis, mais que nous avons vainement cherché à nous expliquer.

Chez le chien, on observe des intermittences du cœur, qui sont normales. Nous avons toujours observé que l'injection de chloral, malgré les accidents primitifs, faisait disparaître, du moins pour un certain temps, ces irrégularités et que les oscillations de la pression devenaient des plus régulières. C'est un phénomène que nous nous bornons à constater, mais dont le mécanisme nous échappe.

Lorsque, pour bien apprécier les diverses périodes que traverse le cœur après l'injection de chloral, et qui, pour être moins apparentes que les grands accidents primitifs, n'en sont pas moins importantes à étudier, on a recours à l'exploration médiate à l'aide du cardiographe, on est frappé par un autre fait, auasi constant que le précédent : c'ect que ces battements du cœur, qui, au début, étaient difficilement perceptibles et se confondaient sur le tracé avec la courbe respiratoire, deviennent après l'injection très-appréciables et fournissent des pulsations d'une netteté parfaite. On est tenté de dire que les systoles sont plus énergiques qu'au début, ce qui serait une mauvaise interprétation, car il est bien établi que de l'amplitude de la pulsation, on ne peut pas conclure au degré d'énergie du cœur. Nous pensons que le phénomène indiqué reconnaît une double cause : il faut remarquer tout d'abord que la respiration a perdu ses caractères primordiaux, que, d'ample et fréquente, elle est devenue lente et superficielle ; d'où cette première conclusion, que les mouvements thoraciques gênent beaucoup moins l'exploration à l'aide du cardiographe. En second lieu, nous savons que, sous l'influence du chloral, le cœur se laisse distendre par e sang, que cet engorgement persiste parfois assez longtemps ; dans ces conditions, le cœur s'applique mieux contre la paroi thoracique, et à chaque systole, le soulèvement de cette paroi se transmet plus complètement à la membrane élastique du cardiographe. Telles sont, pour nous, les différentes causes qui doivent servir à expliquer l'énergie apparente des battements.

Le plus souvent, cette période de ralentissement est suivie du retour du cœur à son rhythme normal. Mais, dans certains cas, elle s'accompagne de troubles secondaires, difficiles à déterminer, et qui consistent le plus souvent, en une grande accélération, qu'on peut considérer comme une période de réaction fonctionnelle. Les battements deviennent alors très-rapides, difficiles à compter ; ils sont en même temps très-irréguliers, et accompagné de troubles spontanés, tels que intermittences, systocèle avortées etc.; accidents que nous voulons seulement signaler ici et sur lesquels nous reviendrons plus loin.

La figure 8 montre toute la série des phénomènes cardiaques qu'on peut observer à la suite de l'injection intraveineuse de chloral. Les différentes lignes indiquées sur le tracé ont été fournies par l'explorateur cardiaque double.

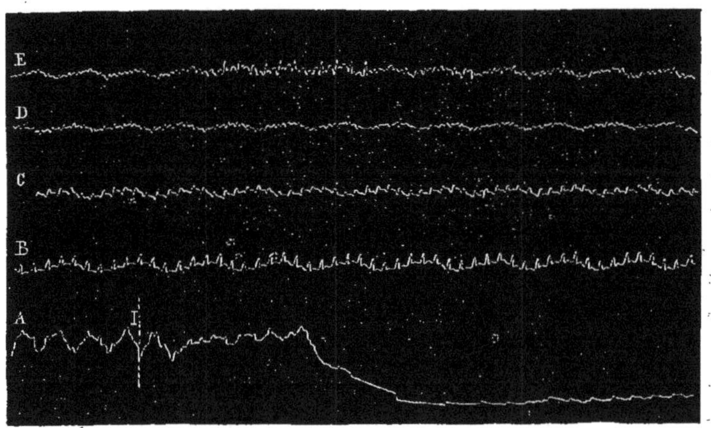

Fɪɢ. VIII. — Série de modifications cardiaques et respiratoires à la suite d'une injection de chloral. (lapin.)

A. Cœur et respiration avant l'injection. I. Injection (0,50 c.) dans la jugulaire. Arrêt du cœur et de la respiration.
B. Respiration régulière et très-superficielle. Battements du cœur lents, réguliers ; pulsations très-nettes.
C. Accélération des battements. qui en D deviennent petits, tumultueux.
E. Irrégularités. Troubles spontanés du cœur.
   (Chaque ligne est prise 1 minute après celle qui lui est immédiatement férieure).

après une injection de 0,50 c. de chloral pratiquée dans la jugulaire d'un lapin : chaque ligne a été recueillie une minute après celle qui lui est immédiatement inférieure. La ligne A montre les accidents primitifs ; puis en remontant, on voit se succéder les phénomènes que nous avons indiqués, ralentissement, régularité et énergie apparente des pulsations cardiaques ; puis accélération des battements qui deviennent petits, tumultueux ; enfin, la ligne E montre les irrégularités spontanées que nous n'avons fait que signaler.

THÉORIE DES TROUBLES CARDIAQUES PRIMITIFS.

Nous croyons avoir suffisamment indiqué les trouble cardiaques qui accompagnent l'injection de chloral, pour qu'il nous soit permis d'aborder une question qui se présente tout d'abord à l'esprit; celle du mécanisme de ces accidents. Toutes les fois que l'on se trouve en présence d'un arrêt ou d'un ralentissement du cœur, on doit songer à l'influence modératrice qu'exerce le pneumogastrique sur cet organe, et chercher quelle part peut lui être attribuée dans le mécanisme des phénomènes observés. Aussi la première question que nous nous sommes posée a été celle-ci : le chloral agit-il directement par son contact avec la paroi interne du cœur droit; ou bien, entrainé par le courant sanguin, va-t-il porter son action sur l'appareil modérateur du cœur, bulbe et pneumogastrique ? L'examen attentif des nombreux tracés que nous avons recueillis nous a permis d'arriver promptement à la solution de ce premier problème. En effet, lorsque l'on pratique une injection dans la veine jugulaire d'un chien, si l'on note au moyen du signal électrique de M. Deprez le moment précis de l'injection, ou constate que le début des accidents cardiaques survient en général au bout de 4 à 5 secondes. Peut-on admettre que, pendant ce court intervalle, le chloral ait eu le temps d'arriver au cœur droit, de traverser le poumon, de revenir au cœur gauche, et d'être envoyé de là vers le bulbe ? Nous croyons donc être en droit de conclure que le chloral agit par son contact immédiat avec la paroi interne du cœur. Nous apportons d'ailleurs à l'appui de notre opinion une preuve nouvelle et tout à fait concluante.

Elle résulte de l'expérience suivante :

Si, chez un chien, on introduit par la veine jugulaire une sonde dans le cœur droit, et que l'on pousse une injection de chloral par cette voie, l'arrêt se produit dès que la solution arrive au contact de l'endocarde. Ce premiér point nous semble donc établi sur des bases indiscutables.

Il faut chercher maintenant, si le chloral agit sur les éléments nerveux de l'endocarde, ou bien sur le tissu musculaire du cœur lui-même. Le plus souvent, le système nerveux intra-cardiaque seul est intéressé.

Que l'on songe, en effet, à la rapidité de l'action, au peu de durée des phénomènes, et l'on conviendra que le chloral n'a pas le temps de pénétrer le tissu musculaire, et que si cette pénétration était possible, l'action ne se limiterait pas à un effet de quelques secondes de durée, mais se prolongerait forcément jusqu'à l'élimination du poison.

D'ailleurs, dans la plupart des cas, l'arrêt se produit en diastole, et coïncide avec un relâchement des fibres musculaires. Or, ce n'est pas ainsi que le chloral agit sur le muscle. Nous avons essayé plusieurs fois l'action du médicament en solution sur les cuisses dépouillées et le cœur de la grenouille, et nous avons constaté qu'une goutte de la solution (1/3) provoquait de la contracture musculaire. On voit en effet le muscle en expérience se raccourcir et se gonfler sensiblement, en même temps qu'il devient dur et friable. Il perd rapidement ses propriétés physiologiques ; si on le soumet à l'influence d'un courant, on voit sur le tracé recueilli par la méthode graphique chaque secousse perdre rapidement de son amplitude, si bien 'qu'au bout d'un instant relativement très-court, le muscle ne répond plus à l'excitation.

L'action du chloral sur le cœur mis à nu est tout à fait analogue. Chez la grenouille, les battements persistent encore pendant quelques minutes, quoique très-ralentis, puis ils finissent par s'éteindre; le ventricule s'arrête en systole ; cet arrêt systolique peut être brusque si la solution est assez concentrée.

Par conséquent, dans certains cas, le chloral peut agir sur les fibres musculaires du cœur dont il provoque la contracture. Ces considérations nous donnent la clef d'un phénomène que nous avons signalé précédemment, et dont le mécanisme nous avait échappé au début. Toutes les fois que nous pratiquions des circulations artificielles sur le cœur isolé de la tortue, nous constations que le passage du chloral mêlé au sang provoquait un arrêt en systole, tandis que sur le chien nous avions toujours vu se produire un relâchement des parois ventriculaires, ainsi que le prouve l'étude des changements de volume. Nous croyons avoir trouvé la raison de ces résultats. en apparence contradictoires, dans la disposition anatomique. Chez la tortue, en effet, il n'existe qu'un seul ventricule ; par conséquent le chloral qui arrive dans les cavités cardiaques mêlé au sang dans une assez forte proportion, pénètre immédiatement dans les artères coronaires, et parvient ainsi au contact intime des fibres musculaires. Aussi son action est-elle immédiate et énergique ; le ventricule entre en systole permanente, devient dur, globuleux, tandis que l'oreillette reste distendue.

Mais sur les mammifères, les phénomènes sont très-différents ; le chloral en effet ne peut agir sur le tissu musculaire du cœur, parce qu'avant d'arriver aux artères coronaires il faut qu'il traverse le poumon, et que lorsqu'il pénètre dans l'intimité du tissu cardiaque, il est tellement dilué et y arrive en si petite quantité, que son action est à peu près nulle. Il faut donc admettre que le chloral agit directement sur les éléments nerveux du cœur. M. Vulpian l'un des premiers a émis, sans la préciser, cette théorie des accidents cardiaques : « Quand on fait l'injection dans une veine peu éloignée du cœur, dit-il dans ses leçons, le sang mêlé à la solution, peut, au moment où il arrive à l'organe

central de la circulation, en contenir une assez grande
quantité pour agir comme un excitant énergique sur l'endocarde, et il peut, à la rigueur, se produire ainsi, par
action réflexe passant par le bulbe rachidien ou par les
ganglions cardiaques, une action d'arrêt sur les mouvements
du cœur : d'où une syncope, peut-être mortelle. » Il y a
donc lieu de discuter si cette action réflexe, qui a pour point
de départ l'endocarde, passe par le bulbe ou par le système
ganglionnaire intra-cardiaque. Ce sera encore la méthode
expérimentale qui nous permettra d'arriver, comme pas à
pas, à la solution de ces questions delicates.

Pour vérifier cette hypothèse de l'excitation endocardia-
que réfléchie sur l'appareil modérateur du cœur, nous
avons fait deux séries d'expériences consistant, les unes à
détruire le bulbe ou à sectionner les nerfs pneumogastriques pour supprimer le centre de réflexion, ou les voies de
transmission centripète et centrifuge ; les autres à supprimer l'appareil ganglionnaire intra-cardiaque pour empêcher la production de l'acte réflexe qu'on suppose pouvoir
se produire dans cet appareil. Cette suppression a été obte-
nue par l'empoisonnement préalable avec l'atropine, qui,
comme on le sait, paralyse l'appareil modérateur du
cœur.

La première série de nos expériences nous a bientôt
démontré que l'hypothèse de la réflexion bulbaire était
fausse, ou tout au moins insuffisante. En effet, nous avons
souvent essayé l'action du chloral sur des chiens dont le
bulbe avait été préalablement détruit, et dont on entrete-
nait les mouvements cardiaques par la respiration artificielle. Dans tous ces cas, nous avons vu les accidents immédiats se présenter dans le même ordre et avec la même
intensité. Enfin, nous avons répété l'expérience après section des deux pneumogastriques, et nous avons vu les
mêmes phénomènes persister. Il est donc incontestable que
si les pneumogastriques servent de voie de transmission

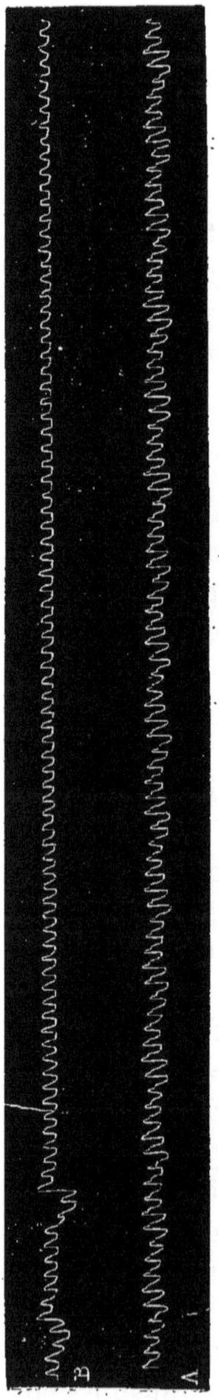

Fig. IX. — Lapin atropinisé. Injection de chloral (0,50°) dans la jugulaire.

A. Battements du cœur et respiration.

B. A la suite d'une injection de chloral (0,50 c. dans la jugulaire), on voit la respiration se supprimer tandis que les battements du cœur persistent.

centripète et le bulbe de centre de réflexion à l'action réflexe ayant son point de départ dans l'endocarde, il existe une autre voie pour l'acte réflexe dont il s'agit.

Nous sommes amené, par élimination, à admettre que le chloral donne lieu à une excitation dont la sphère d'action peut ne pas dépasser le système nerveux intra-cardiaque. Le chloral possède une action irritante qui détermine localement sur les tissus des phénomènes douloureux; il n'est donc pas étonnant qu'il agisse par son contact sur les filets nerveux sensitifs de l'endocarde, et détermine dans les ganglions intra-cardiaques une action réflexe qui retentit sur les fibres modératrices.

Cette hypothèse très-admissible n'est pas d'ailleurs une simple conception théorique ; elle a été confirmée par des expériences ayant pour but de supprimer ces centres de réflexion.

L'atropine remplit cette indication. Keuchel a démontré que cette substance absorbée à dose suffisante provoque la paralysie des nerfs pneumogastriques;

elle agit sur les extrémités intra-cardiaques de ces nerfs, si bien que l'excitation directe par un courant, ou l'excitation réflexe par l'application de l'éponge de chloroforme sur la muqueuse nasale, ne provoquent plus l'arrêt du cœur; l'excitabilité du bout central est au contraire conservée. Ces faits étant connus, si on soumet un animal à l'influence de l'atropine, et qu'on lui injecte ensuite par une veine une dose de chloral suffisante pour déterminer à l'état normal un arrêt complet, on voit la respiration se supprimer mais les battements du cœur persister encore pendant longtemps. La figure 9 montre les troubles provoqués par le chloral dans ces circonstances, chez un lapin. Sur la ligne B on voit l'arrêt respiratoire consécutif à une injection de chloral (0,50 c.), tandis que les battements du cœur persistent avec une grande régularité. On peut en conclure que, dans cette expérience, les filets cardiaques du pneumo gastrique, paralysés par l'atropine, ne sont plus excitables, et, par suite, ne peuvent plus remplir leur rôle modérateur. C'est une preuve de plus en faveur de la théorie que nous avons admise pour expliquer les accidents cardiaques déterminés par le chloral.

La morphine, administrée à très-haute dose, paraît agir dans le même sens, en aboutissant à la paralysie des nerfs vagues. Il y aurait peut-être un parti à tirer de l'association du chloral avec cette substance. L'expérience seule permettra de juger cette intéressante question.

ATTÉNUATION PROGRESSIVE DES EFFETS CARDIAQUES PAR PLUSIEURS INJECTIONS SUCCESSIVES.

Nous avons déjà signalé ce fait, que les effets cardiaques du chloral deviennent de moins en moins accusés, à mesure que l'on multiplie les injections. Nous croyons devoir revenir ici sur ce point important, car nous y voyons un phénomène tout à fait comparable à l'atténuation des effets après absorption d'un sel d'atropine ou de morphine. M. Oré avait déjà dit, sans avoir spécialement en vue les accidents cardiaques, que pour ne pas être obligé de multiplier les injections, on peut rapidement augmenter les doses de chloral, la tolérance s'établissant vite et bien. L'endocarde tout spécialement paraît s'habituer, pour ainsi dire, à l'action du chloral. En effet, lorsque après une première injection intra-veineuse, on a observé sur un chien des accidents cardiaques primitifs très-accusés, si l'on attend que le rhythme normal soit bien reconstitué, et que l'on pousse alors une nouvelle injection dans le cœur droit, on observe encore un arrêt du cœur, mais beaucoup moins prolongé que la première fois.

Nous sommes ainsi amené à supposer ou que la sensibilité des filets nerveux de l'endocarde est moindre pour une même excitation, ou que l'appareil modérateur du cœur a perdu de son excitabilité. L'expérience démontre qu'en effet les pneumogastriques sont beaucoup moins excitables qu'au moment de la première injection ; il est facile de soumettre l'un d'entre eux à l'excitation électrique dans ces deux instants différents de l'expérience ; on verra que pour une même intensité et une même fréquence d'interruptions du courant inducteur, l'arrêt du cœur sera plus tardif et moins complet. Sur le lapin, sans recourir à l'excitation directe du pneumogastrique, on peut utiliser le procédé sur lequel M. Fr. Franck a appelé l'attention, et qui consiste à interroger l'excitabilité des nerfs pneumogastriques en touchant légèrement les narines de l'animal avec une petite éponge imbibée de chloroforme, d'ammoniaque ou d'acide acétique ; par cette épreuve, on s'assure qu'un certain temps après la première injection de chloral, les réactions cardiaques sont beaucoup moins intenses qu'au moment où l'on a fait la première injection.

L'excitation directe ou réflexe des pneumogastriques montre donc que l'excitabilité de ces nerfs est moindre qu'au début de l'expérience, et il n'est point étonnant dès lors que la seconde injection de chloral produise un arrêt du cœur moins prolongé que la première, puisque nous avons démontré que c'est par un acte réflexe des nerfs sensibles de l'endocarde sur l'appareil modérateur du cœur que se produisent ces arrêts.

Le cœur, troublé par cette seconde injection, présente, avant de se fixer à son rhythme normal, une série d'irrégularités que nous étudierons à part, en même temps que celles que nous avons vu se produire à la suite de la première injection.

Quand les battements ont repris une seconde fois leur régularité, une certaine quantité de chloral ayant été transportée dans tous les tissus, si l'on interroge de nouveau l'excitabilité des pneumogastriques par l'un des deux procédés précédemment indiqués (excitation directe, excitation réflexe), on constate une nouvelle diminution de l'excitabilité de l'appareil modérateur du cœur.

C'est ainsi que, par degrés, se produit la paralysie des nerfs pneumogastriques, ou plutôt la paralysie de leurs terminaisons dans l'appareil ganglionnaire intra-cardiaque. Pour arriver à ce degré, il faut pratiquer toute une série d'injections et arriver à un état de narcose chloralique absolu, état qui n'est pas sans danger pour l'animal, puisque, d'après Liebreich, le cœur n'est atteint qu'après les grands centres nerveux, cerveau et moelle épinière, alors que tout mouvement réflexe a disparu. En somme, le chloral absorbé atténue ses propres effets, en paralysant les centres de réflexion de l'excitation cardiaque; son action est donc tout à fait comparable à celle que l'on attribue à l'atropine et peut-être à la morphine.

Les figures 10 et 11 fournissent des exemples de l'atténuation progressive des effets cardiaques. Les deux tracés qu'on y voit constituent la suite de l'expérience indiquée par la figure 1. Si l'on compare les trois figures, on verra

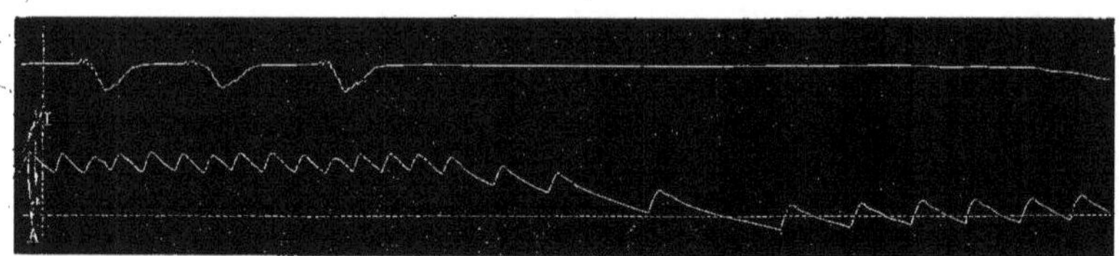

Fig. X. — Atténuation des effets cardiaques par le fait d'injections successives.
I. 3ᵉ injection dans la jugulaire, 1 gr. 80. Ralentissement cardiaque. Chute de pression. (Voir pour
1ʳᵉ injection F.I., pour 4ᵉ injection F. 11.) Grand arrêt respiratoire.

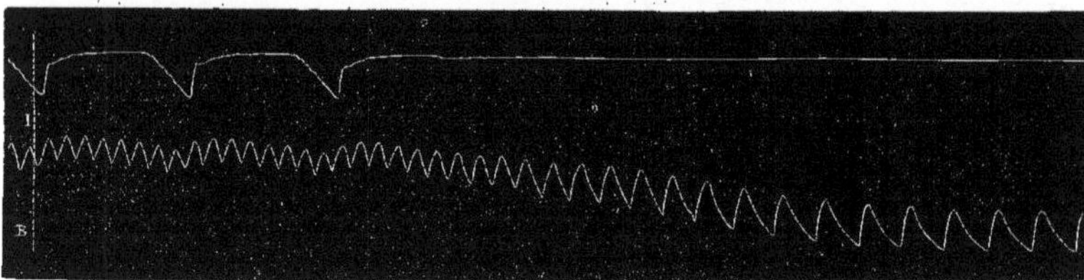

Fig. XI. — Atténuation des effets cardiaques par le fait d'injections successives de chloral.
I. 4ᵉ injection (1 gr. 80) dans la jugulaire. Ralentissement et abaissement de pression moins accusés que
dans la figure précédente. Grand arrêt respiratoire.

très-nettement que l'arrêt du cœur, très-prononcé à la première injection, ne consiste plus qu'en un grand ralentissement dès la troisième (fig. 10 A), et que ce ralentissement s'atténue lui-même à la quatrième (fig. 11 B). Chaque injection (1 gr. 80) a d'ailleurs été pratiquée, autant que possible, dans les mêmes conditions.

CHAPITRE II.

ACCIDENTS CARDIAQUES ET VASCULAIRES CONSÉCUTIFS.

En observant les phénomènes qui se passent chez un animal soumis à des injections successives de chloral, on voit les accidents primitifs s'atténuer peu à peu, et l'on arrive bientôt à une période nouvelle où les troubles cardiaques changent de caractère, n'étant plus sous la dépendance de la même cause. Au début, en effet, il s'agissait d'un arrêt ou d'un ralentissement immédiat produit par le contact de l'endocarde, et excitation réflexe se portant sur le système modérateur; mais maintenant le chloral est absorbé, il agit sur l'ensemble des tissus, et les troubles que nous allons signaler sont dus non plus à une excitation, mais au contraire à une action paralysante des éléments nerveux. Ces troubles apparaissent chez tous les animaux à la suite de l'absorption lente du chloral, et, à ce point de vue, les effets de plusieurs injections intra-veineuses successives sont tout à fait comparables à ceux des autres modes d'introduction. Ils sont tardifs, apparaissent seulement dans le cours de la chloralisation; enfin, ils sont constants, mais variables d'intensité, suivant la dose absorbée. Aussi ont-ils été signalés par presque tous les auteurs qui se sont occupés de l'action physiologique du chloral; M. Gubler n'a même pas hésité à regarder cette substance comme un poison du cœur.

Les troubles cardiaques consécutifs à l'absorption lente du chloral sont, en effet, tellement frappants qu'ils ne pouvaient passer inaperçus, et Liebreich avait à peine dé-couvert les propriétés anesthésiques du chloral que son attention était éveillée par ces accidents et qu'il entreprenait sur la grenouille une série d'expériences bien souvent répétées depuis. Nous avons nous-même repris ces expériences en enregistrant les battements du cœur à l'aide de la pince myographique de M. Marey, auquel nous empruntons la description de l'appareil : « Cette pince est formée de deux cuillerons portés chacun par un bras coudé. L'un de ces bras est fixe, et l'autre, mobile, porte un levier horizontal qui lui est perpendiculairement implanté, et qui, par son extrémité munie d'une plume, trace sur un cylindre enfumé. Le cuilleron mobile est rappelé par un petit fil de caoutchouc fixé à une épingle et agissant comme ressort, de telle sorte que chaque systole du ventricule écarte les mors de la pince en tendant le fil élastique, tandis qu'à chaque diastole le cœur, redevenant mou, laisse revenir le mors de la pince sous la traction du res-sort (1). » C'est à l'aide de cet instrument que nous avons recueilli un grand nombre de tracés sur lesquels on peut suivre pas à pas les effets tardifs du chloral sur le cœur.

Si l'on injecte sous la peau de la cuisse d'une grenouille une goutte de chloral en solution concentrée, on observe, au bout d'un temps qui varie en général entre cinq et dix minutes, un ralentissement des battements. Peu considérable au début, il s'accentue de plus en plus, puis se termine par un arrêt définitif en diastole ; le ventricule et l'oreillette sont gorgés de sang noir.

Tels sont les phénomènes que l'on observe sur la grenouille, non-seulement après l'injection sous-cutanée, mais encore après tous les autres modes d'introduction. Nous

(1) Voir Marey. Excitations électriques du cœur. (Travaux du laboratoire, 1876.)

avons, par exemple, essayé l'absorption cutanée; voici le résultat de l'expérience :

On plonge la patte d'une grenouille dans une solution de chloral au 1/10, et on la maintient pendant deux heures et demie dans cette position. Au bout de ce temps, on constate un état d'immobilité et d'anesthésie absolu. Les mouvements réflexes ont disparu; les mouvements du cœur indiquent seuls que la vie n'est pas éteinte. Ces battements, qui étaient au nombre de 60 par minute, sont tombés à 10. La patte qui a été plongée dans la solution chloralique est fortement congestionnée.

On place l'animal dans un linge humide, sous un petit filet d'eau.

Le lendemain (vingt heures après le chloral), les battements du cœur ont repris leur fréquence (60 par minute). Les mouvements volontaires et réflexes ont reparu; mais l'élimination du poison n'est pas complète. Il y a encore paresse des mouvements volontaires; l'animal répond tard aux excitations mécaniques. La patte qui a été plongée dans la solution présente une teinte noirâtre; elle est absolument insensible et privée de mouvements. L'animal meurt le lendemain.

Nous avons rapporté cette expérience pour montrer seulement que, quelle que soit la voie par laquelle le chloral pénètre dans l'organisme, l'effet est constant : il y a ralentissement, réparable dans certains cas, se terminant par un arrêt définitif dans certains autres. Plus l'absorption sera lente, et moins l'accident sera à redouter; c'est ce qui explique, dans la plupart des cas, l'innocuité du chloral administré par la voie stomacale. Aussi, lorsque l'on veut constater sur les animaux les troubles cardiaques consécutifs, a-t-on en général recours à l'injection sous-cutanée, qui est une voie d'absorption beaucoup plus rapide que la précédente.

Tous les auteurs qui se sont livrés à quelques recherches à ce sujet ont signalé le ralentissement progressif suivi d'arrêt. C'est, en effet, le phénomène le plus apparent. Mais, si l'on enregistre les battements pendant tout le temps de l'expérience, on ne tarde pas à s'apercevoir que, depuis le moment de l'injection jusqu'à l'arrêt définitif, le cœur présente, outre le ralentissement des contractions, des phases d'irrégularité très-passagères, qui, avant l'application des méthodes de précision, devaient nécessairement échapper à l'observateur même le plus attentif. La figure 11, recueillie à l'aide du myographe décrit plus haut, sur un cylindre enregistreur animé d'un mouvement très-lent, donne une idée exacte de ces phénomènes : la ligne A représente les battements du cœur avant l'injection ; ils sont d'une régularité parfaite. La ligne B, recueillie treize minutes après l'injection, montre le ralentissement survenant assez brusquement, et accompagné d'irrégularités. Enfin, les pulsations deviennent de plus en plus rares, et, en D, présentent tout à coup une période d'accélération qui persiste pendant plusieurs minutes.

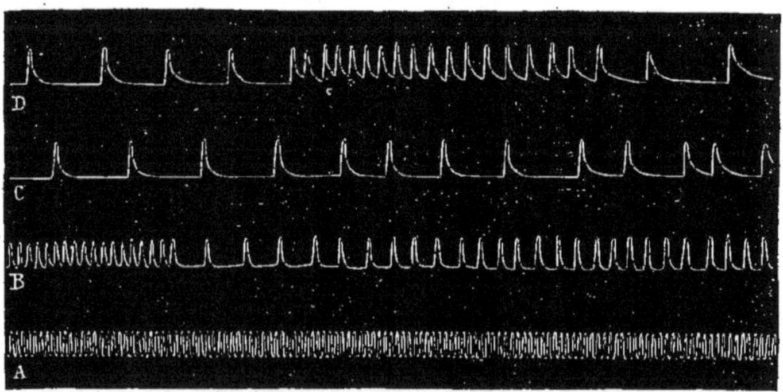

Fig. XII. — Tracé de l'action du chloral en injection sous-cutanée sur le cœur de grenouille.

A. Cœur avant l'injection (axe très-lent).
B. 13 minutes après injection. Ralentissement brusque, irrégularités.
C. 1 heure après l'injection. Ralentissement très-prononcé.
D. 13 minutes après C. phase d'accélération.

Ces phénomènes se présentent assez constamment et montrent combien le cœur est profondément troublé dans son innervation.

Sur la tortue, on retrouve les mêmes accidents. On voit en outre le ventricule fournir parfois des systoles redoublées, c'est-à-dire deux systoles consécutives, et non séparées par une diastole.

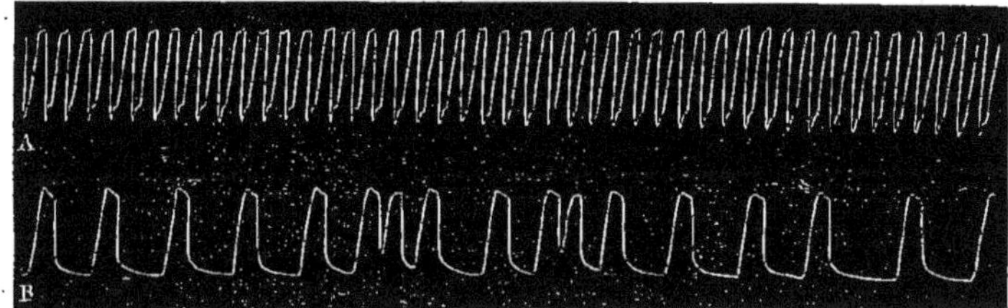

Fig. XIII. — Troubles cardiaques sur la tortue après absorption de chloral.
A. Battements avant chloral.
B. Battements après chloral. Ralentissement. Systoles redoublées.

Comme dans le premier cas, nous avons très-probablement encore affaire ici à un trouble de l'innervation cardiaque. La figure 12 fournit un exemple de ces irrégularités.

Chez les mammifères (chien, lapin), le fonctionnement du cœur est modifié dans le même sens, seulement l'observation devient plus intéressante et plus complète, parce qu'à l'exploration des battements, on peut joindre les renseignements fournis par la pression artérielle. Nous avons déjà montré dans un tracé recueilli sur le lapin (fig. 8) que après la période de ralentissement, les battements du cœur pouvaient devenir très-fréquents, tumultueux, difficilement perceptibles. Ce sont de véritables palpitations qui coïncident en général avec un ralentissement de la respiration. Ces troubles ne se produisent que quand la chloralisation a été poussée assez loin pour que l'excitabilité directe ou réflexe des pneumogastriques ait disparu. L'innervation du cœur est par conséquent, complètement altérée ; et, si l'on examine avec attention les tracés recueillis pendant ces désordres fonctionnels, on voit que la plupart des systoles paraissent incomplètes, avortées. Dans un mémoire de date récente (1), M. François Franck avait déjà signalé l'existence de ces systoles avortées, consécutivement à l'absorption lente du chloral.

Sur un lapin, on recueille le tracé des variations de la pression carotidienne, en même temps que celui des pulsations du cœur. Après avoir chloralisé l'animal, on voit survenir de temps à autre des phases d'accélération d'une durée de quelques secondes. Le tracé montre que ce ne sont que des systoles incomplètes, de simples secousses musculaires des parois du ventricule. Enfin, la chute de la pression, coïncidant avec cette période d'accélération apparente, démontre nettement que ces contractions précipitées sont autant de systoles avortées, impuissantes à envoyer des ondées sanguines dans la carotide.

Dans un article publié en mai 1877 dans la Gazette hebdomadaire, M. Fr. Franck s'exprime ainsi au sujet de ces phénomènes : « Dans certains cas, les systoles avortées, au lieu de se produire isolément, se présentent en série ; on assiste alors à un phénomène bien curieux, qui n'a pu être compris que grâce à l'exploration simultanée des battements du cœur et de la pression artérielle. On voit survenir de temps en temps une phase de véritables palpitations du cœur consistant en une série de petits battements précipités, et pendant laquelle la pression artérielle tombe très-bas, absolument comme cela s'observe quand on arrête le cœur par l'excitation du bout périphérique des pneumogastriques. Nous avons maintes fois constaté ce phénomène sur des animaux profondément chloralisés ; l'examen des tracés simultanés de la press n artérielle et des pulsations cardiaques nous a montré que nous avions commis une erreur en notant, dans d'autres expériences où les pul-

(1) Fr. Franck. Mém. sur les systoles avortées. C.-rend. Ac. sciences, avril 1877.

sations du cœur étaient seules inscrites, qu'il se produisait de temps en temps, sous l'influence du chloral, des phases d'accélération du cœur. Ce sont des phases de véritable tétanisation du muscle cardiaque. » Les systoles avortées s'observent dans bien d'autres circonstances, par exemple, à la suite de compression du cœur dans l'intérieur du péricarde (Gaz. hebdom., 19 juillet 1877); d'injection d'air dans le cœur droit (Id. Gaz. hebdom). Dans tous ces cas, le cœur ne fonctionne plus comme cœur, mais seulement comme muscle.

Ainsi, pendant la compression exercée dans le péricarde, l'expérience a démontré que les ventricules ne reçoivent plus de sang, parce que les oreillettes sont affaissées; dans le cas d'injection d'air dans les veines, le ventricule gauche n'envoie plus de sang, les capillaires pulmonaires étant obstrués; le ventricule droit, de son côté, n'envoie pas d'ondée sanguine, parce qu'il est incapable de surmonter l'obstacle créé dans les vaisseaux pulmonaires par les embolies aériennes. Enfin, dans le cas d'empoisonnement par le chloral, si le mécanisme des systoles ventriculaires avortées est différent, l'effet n'en est pas moins identique. Ce mécanisme consiste, comme le démontrent les expériences des changements de volume du cœur, en un spasme du muscle cardiaque, lequel « oscille autour d'une systole permanente. » Ces systoles avortées s'expliquent donc par défaut d'afflux sanguin dans les cavités ventriculaires, celles-ci se trouvant effacées par le fait de la demi-tétanication du cœur.

THÉORIE DES ACCIDENTS CARDIAQUES CONSÉCUTIFS.

Voyons maintenant quelles théories les divers auteurs ont proposées pour expliquer ces troubles cardiaques. M. Gubler ne se prononce qu'avec réserves : « à dose toxique, dit-il, le chloral porte le trouble dans la circulation, et détermine la mort par l'arrêt des contractions cardiaques, non peut-être en agissant directement sur le cœur, mais plutôt par l'intermédiaire de la moelle allongée, en exagérant l'action du nerf suspensif, ou bien en épuisant l'innervation des ganglions cardiaques par un autre mécanisme qui reste à déterminer. » De son côté M. Vulpian pense que le chloral peut agir en déterminant une excitation du bulbe rachidien ou de l'origine des nerfs vagues dans le centre bulbo-spinal. Nous avons donc cherché à vérifier cette première hypothèse, en faisant arriver au bulbe une solution très-étendue de chloral. Sur un lapin, nous avons injecté par la carotide 0,30ᶜ de chloral en solution au $\frac{1}{10}$. Nous n'avons pas observé de modifications dans le rhythme des battements du cœur ; mais au bout de quelques minutes l'animal est mort, en présentant des troubles généraux, convulsions, etc.

Nous avons répété l'expérience sur le chien ; l'animal a survécu à une injection de 1 gramme dans la carotide ; mais il n'y a eu ni arrêt, ni ralentissement du cœur ; d'où nous croyons pouvoir tirer cette conclusion : ce n'est pas l'excitation du bulbe par le chloral mêlé au sang qui provoque les troubles cardiaques spontanés. D'ailleurs, toutes les fois que sur les grenouilles nous avons observé le ralentissement et l'arrêt, nous opérions sur des animaux dont le bulbe avait été préalablement détruit. Ce n'est donc pas du côté de ce centre qu'il faut chercher la cause des phénomènes observés.

La théorie de l'action directe du chloral sur les éléments nerveux du cœur avait été émise par Liebreich. Il pense que cette substance, après avoir agi sur le cerveau et la moelle, atteint en dernier lieu les ganglions intra-cardiaques et les paralyse ; mais il admet comme peu probable une action sur le nerf vague ou le muscle cardiaque. Il rapporte à l'appui de son opinion des expériences minutieuses, mais qui paraissent assez concluantes. Après avoir profondément chloralisé une grenouille et constaté l'arrêt du cœur en diastole, il enlève ce cœur et s'assure qu'il ne se contracte plus sous l'influence des excitations. Il sectionne alors toute la partie du ventricule située au-dessous des ganglions, et montre que cette partie indépendante de toute influence nerveuse a recouvré sa contractilité.

Dans son article du *Dictionnaire encyclopédique*, M. Labbée combat cette théorie, et admet l'influence bulbaire, parce qu'il a vu sur des grenouilles chloralisées, auxquelles il avait fait la section du bulbe, l'action du cœur se maintenir beaucoup plus longtemps que chez d'autres dont la moelle était intacte.

Le fait est possible, mais il n'y a pas lieu de conclure que l'arrêt du cœur est sous l'influence de l'excitation bulbaire. M. Labbée propose de substituer à la théorie de Liebreich une explication qui ne nous paraît pas reposer sur des données physiologiques bien exactes. Nous la reproduisons textuellement : « Il est probable, dit M. Labbée, que l'hydrate de chloral, en atteignant le bulbe, excite le nerf vague, le paralyse (doses massives) ; d'où résultent d'abord des battements tumultueux, puis l'arrêt complet du cœur. » Comment l'excitation du nerf vague, *suivie de paralysie*, pourrait-elle entraîner d'abord des battements tumultueux, puis l'arrêt ? Il y a évidemment là une confusion.

Nous pensons que le chloral porte successivement son action sur tous les éléments nerveux intra-cardiaques, qu'il paralyse d'une part les extrémités périphériques des pneumogastriques, et tend ainsi à soustraire le cœur à toute influence modératrice, mais qu'il agit en même temps sur les centres excito-moteurs, et ralentit ainsi les mouvements de l'organe ; suivant que le système modérateur ou excito-moteur est plus ou moins profondément atteint, on observe des phases d'accélération ou d'arrêt. Enfin, lorsque toute excitabilité a disparu, le cœur s'arrête en diastole.

Telle est, pour nous, l'hypothèse qui, pour le moment

permettrait de comprendre, non-seulement les phénomènes de ralentissement et d'arrêt, mais encore les irrégularités dont nous avons rapporté plusieurs exemples.

Il est une autre cause de ralentissement des pulsations cardiaques, signalée par M. Vulpian et dont il faudrait tenir compte comme pouvant avoir une influence secondaire. C'est la dilatation vasculaire, consécutive à la paralysie des nerfs vaso-moteurs, pendant la narcose chloralique.

Mais pour l'admettre, on doit avoir, au préalable, démontré la subordination du ralentissement des battements du cœur à l'abaissement de la pression artérielle, théorie qui attend encore ses preuves.

ÉTAT DES VAISSEAUX PÉRIPHÉRIQUES CONSÉCUTIF
A L'ABSORPTION DU CHLORAL.

Presque tous les auteurs s'accordent à reconnaître qu'un des effets les plus constants de l'absorption du chloral, c'est la dilatation vasculaire générale due à une paralysie des vaso-moteurs. Malgré l'assertion de MM. Labbé et Goujon qui, en 1869, affirmaient n'avoir jamais constaté de vascularisation plus grande sur les oreilles des lapins chloralisés, les faits observés sont aujourd'hui tellement nombreux qu'il ne peut plus exister le moindre doute à cet égard.

L'effet est à la fois général et local. Si l'on plonge une patte de grenouille dans une solution même très-étendue de chloral, on constate au bout de quelques heures, en outre de la congestion générale des organes due à la chloralisation, une vascularisation très-prononcée de toute la partie immergée. Cet état est surtout appréciable sur les parties ténues, et si l'on étale la membrane interdigitale, on voit par transparence les fines arborisations qui la parcourent en tous sens présenter une coloration rouge foncé caractéristique. Mais ce qui a été surtout signalé par les auteurs, c'est la dilatation vasculaire générale que Cl. Bernard compare à celle qui accompagne l'absorption de la morphine. Il est peu d'organes qui n'aient pas été trouvés hyperémiés pendant la chloralisation ; on a cité le système muqueux en général, les poumons, le rein, la rate, le foie, le mésentère, mais surtout les organes encéphaliques, les méninges. Cet état d'hyperémie peut être parfois poussé assez loin pour donner naissance à la formation de ruptures vasculaires et de véritables ecchymoses. Les faits ne sont pas encore assez nombreux pour qu'on puisse se prononcer d'une manière bien absolue ; nous les avons signalés cependant, parce qu'ils nous paraissent pouvoir servir à expliquer certains accidents signalés du côté des reins par M. Vulpian. Ce physiologiste a observé, à plusieurs reprises, que les chiens anxquels il avait pratiqué des injections de chloral présentaient de l'hématurie, et à l'autopsie il ne retrouvait aucune lésion de la muqueuse, de la vessie, des uretères ou de l'urèthre, mais une forte congestion de la substance rénale avec quelques ecchymoses. Il est possible, d'ailleurs, qu'outre l'hyperémie générale qui atteint le rein au même titre que les autres organes, il y ait une question d'élimination plus ou moins rapide par le rein. Ne pourrait-on pas encore rapprocher des faits de M. Vulpian, et attribuer à un trouble de la circulation hépatique, certains cas d'ictère signalés chez l'homme à la suite de l'usage prolongé de chloral ?

Toutes ces questions sont loin d'être élucidées aujourd'hui, ce qui tient au petit nombre de faits observés. M. Vulpian, par exemple, n'a constaté l'hématurie que 3 fois sur 60 expériences; M. Oré ne l'a jamais observée, et pour notre part, bien que notre attention ait été appelée cet accident, nous ne l'avons jamais retrouvée.

Il est une autre question, fort intéressante, qui se rattache à la vascularisation des organes, mais que nous ne ferons qu'indiquer parce que l'examen des discussions auxquelles elle a donné lieu nous entraînerait hors de notre sujet : je veux parler de l'influence de la congestion de l'encéphale sur le sommeil chloralique. En 1874, M. Cl. Bernard disait dans ses leçons, à propos de l'hyperémie des divers organes : « Il y aurait à rechercher si les organes encéphaliques ne sont pas également congestionnés, et à apprécier le rôle que cette hyperémie cérébrale pourrait jouer dans l'action hypnotique du chloral. » Cette lacune a été en partie comblée, et si la question n'est pas encore complètement élucidée, elle a du moins donné lieu à des recherches sérieuses. M. Labbée a bien exposé le résultat de ces recherches, et c'est d'après lui que nous en ferons un rapide exposé. A la suite d'expériences assez nombreuses, Hammond (de New-York) se crut autorisé à faire revivre la théorie du sommeil par anémie cérébrale, émise par Durham. Il rapportait avoir vu sur des animaux les capillaires du cerveau se congestionner immédiatement après l'injection de chloral, puis s'anémier pendant le sommeil chloralique. Mais M. Langlet (1872), reprenant les expériences de Hammond, démontra qu'elles avaient été faites dans de mauvaises conditions, et que les indications qu'elles avaient fournies étaient, par suite, dépourvues de fondement. Il admit que le sommeil chloralique était dû à la congestion du cerveau, opinion déjà émise par Gubler. M. Labbée accepte cette dernière opinion. Nous devons enfin ajouter que M. Vulpian a signalé l'altération des globules sanguins et le défaut d'oxygénation comme une des conséquences de l'absorption du chloral ; et que M. Offret, se rattachant aux idées de Sommer, regarde ce défaut d'hématose comme la cause du sommeil chloralique.

Quoi qu'il en soit, le chloral agit progressivement sur tous les éléments du système nerveux central et périphérique, et son action sur les vaso-moteurs a pour conséquence la dilatation vasculaire. Cette hyperémie elle-même devient le point de départ de plusieurs phénomènes secondaires. C'est à la dilatation vasculaire périphérique qu'on peut rattacher deux phénomènes à peu près constants pendant la chloralisation : l'abaissement de la pression, et la diminution de la température.

Lorsqu'on pratique sur un animal la première injection intra-veineuse de chloral, on voit la pression, après la grande chute due à l'arrêt du cœur, se relever assez rapidement et revenir à peu près à son niveau primitif. Mais nous avons montré que lorsque l'animal avait déjà reçu une certaine dose de chloral, la réparation se faisait difficilement et que la pression n'atteignait plus qu'un chiffre inférieur de plusieurs centimètres à celui qu'elle indiquait au début de l'expérience. Vulpian avait déjà dit que lorsque les premiers accidents se sont dissipés, le cœur continue à battre, mais avec moins de force, que le pouls devient faible, et que l'hémodynamomètre indique une grande diminution de la tension artérielle. Ce phénomène, qui se retrouve aussi bien après l'absorption lente qu'après l'injection intra-veineuse, reconnaît en effet pour cause la dilatation vasculaire due à la paralysie des vaso-moteurs, et l'affaiblissement notable des battements du cœur, soit par fatigue musculaire, soit par action lente du chloral sur le système nerveux intra-cardiaque.

C'est à peu près à la même cause qu'il faut rattacher l'abaissement de la température, phénomène constant, que nous avons souvent constaté sur le chien, qui a été signalé dès 1869 par Demarquay, Krishaber, Labbé et Goujon, et sur lequel M. Vulpian a particulièrement insisté. Krishaber a vu le thermomètre descendre, après l'injection, jusqu'à 29 chez le chien. D'autres ont constaté une différence de 11. Nous n'avons jamais observé une diminution de plus de 3 à 4 chez des chiens auxquels nous avions injecté en plusieurs fois jusqu'à 15 gr. de chloral dans les veines. M. Vulpian croit que la mort peut survenir par le seul fait de cet abaissement de température qu'il attribue à des causes multiples. Outre les deux influences que nous avons déjà indiquées, il signale l'affaiblissement des mouvements respiratoires, les modifications subies par les divers éléments anatomiques des tissus de l'organisme, et enfin les altérations des globules sanguins qui rendent l'hématose difficile. Ces diverses causes peuvent être invoquées ; mais nous pensons que celle qui prime toutes les autres, c'est la dilatation vasculaire périphérique et la grande déperdition de calorique qui en est la conséquence.

Nous ne savons pas si, de plus, la production centrale de chaleur n'est pas diminuée : c'est ce que pourront déterminer de nouvelles recherches faites à ce point de vue spécial.

CHAPITRE III.

TROUBLES RESPIRATOIRES SURVENANT SOUS L'INFLUENCE DU CHLORAL.

Le chloral agit d'une façon analogue sur la respiration ; son contact avec la surface interne des vaisceaux et du cœur détermine en effet, du côté de ces deux fonctions et presque simultanément, des phénomènes de ralentissement ou d'arrêt ; son absorption lente provoque des troubles secondaires de même ordre. Aussi l'étude comparative de ces deux ordres d'accidents offre -t-elle un certain intérêt, et les questions que nous nous sommes posées dans les deux premiers chapitres devront-elles pour la plupart être de nouveau reproduites ici. Cependant nous serons forcé de donner à cette partie un développement moins étendu, parce qu'elle est moins bien connue, et d'une interprétation plus difficile.

On trouve dans les auteurs quelques indications peu précises au sujet des modifications de rhythme respiratoire observées à la suite d'injection stomacale ou d'absorption sous-cutanée de chloral. Quant aux accidents immédiats, consécutifs à l'injection intra-veineuse, ils sont tout aussi peu connus que les troubles cardiaques. Cependant nous trouvons dans les leçons de M. Vulpian quelques indications qui prouvent que si le phénomène d'arrêt respiratoire n'a pas été étudié avec détails, il a du moins été observé. Voici en effet comment s'exprime le professeur : « L'injection doit être faite lentement, graduellement et avec beaucoup de précautions, pendant qu'un aide examine les mouvements respiratoires, car il peut arriver des accidents qui enlèvent l'animal en quelques minutes. Ici, en effet, ce n'est pas comme avec le chloroforme, le pouls et la circulation qu'il faut surveiller, mais la respiration qui, sous l'action du chloral, peut s'arrêter subitement, tandis que le cœur continue de battre encore plus ou moins faiblement. » Nous avons maintes fois constaté ce phénomène, et, allant plus loin que M. Vulpian, nous nous croyons autorisé à formuler nettement cette proposition : toutes les fois que l'on pratique sur le chien une injection intra-veineuse d'une *dose suffisante* de chloral, on voit se produire presque immédiatement un arrêt plus ou moins prolongé de la respiration.

On conçoit que nous ne puissions donner des chiffres ni préciser la dose qui devra être employée ; cette dose sera variable en effet, suivant le poids de l'animal, la qualité de la substance injectée, et un grand nombre d'autres circonstances que nous avons déjà signalées à propos des accidents cardiaques, et que nous ne pourrions que répéter ici. Il y a cependant avec les effets cardiaques une différence que nous devons indiquer ; nous savons que, suivant la rapidité de l'injection, la dilution plus ou moins grande, etc., les troubles varient du côté du cœur, et que c'est tantôt un simple ralentissement, tantôt un arrêt momentané ou définitif que l'on voit survenir. Pour les accidents respiratoires, on n'observe pas les mêmes rapports entre les conditions de l'injection et l'intensité de l'effet produit; presque toujours c'est un arrêt qu'on voit survenir. Si l'impression n'a pas été assez vive, il ne se produit aucun trouble et la respiration conserve son rhythme alors que le cœur est plus ou moins ralenti.

En somme, il n'y a pas une corrélation parfaite entre les deux phénomènes, la respiration ne présentant pas en général de terme moyen entre le fonctionnement normal et l'arrêt absolu.

Ce n'est pas à dire qu'on ne puisse observer, consécutivement à l'injection d'une faible dose de chloral, un simple ralentissement respiratoire. Dans quatre cas successifs, la respiration, aussitôt après l'injection dans la veine jugulaire d'un chien, devint plus superficielle, la poitrine restant gonflée, l'animal étant comme haletant; cet état persista pendant quelques secondes, puis le type respiratoire primitif se rétablit.

Par conséquent, si l'arrêt respiratoire est le fait le plus fréquemment observé, il n'est pas absolument constant. Mais lorsque cet arrêt survient, le moment de son apparitions est toujours le même, il se produit constamment avant le ralentissement ou l'arrêt du cœur. On peut se reporter aux figures précédentes, et l'on constatera l'exactitude de notre proposition. Sur la figure 1, par exemple, on voit la respiration se suspendre complètement, et les battements du cœur persister encore durant dix secondes; tous les autres tracés donnent des indications analogues. M. Vulpian avait déjà constaté ce fait; Rokitansky le signale de son côté, mais à la suite d'injection de chloral dans une artère; il pense que les mouvements respiratoires s'arrêtent avant ceux du cœur, seulement lorsque le chloral passant par les capillaires s'est mêlé à la masse du sang avant d'atteindre le cœur. Le passage à travers les petits vaisseaux est un fait très-secondaire; le contact du chloral avec la surface interne du cœur est le point capital.

L'arrêt respiratoire survient en général assez brusquement et sans modifications préalables de la fonction : la
ligne R de la figure 1 montre très-nettement la brusquerie
du phénomène.

Parfois cependant, surtout chez le lapin, la suppression
de l'acte respiratoire est précédée d'une période de convul
sions et de grands mouvements généraux, pendant laquelle
l'exploration est à peu près impossible ; puis le calme se
rétablit et on observe une période d'apnée parfois assez prolongée.

La durée de l'arrêt respiratoire est très-variable, mais
en général plus prolongée que celle des accidents cardiaques ; elle est le plus souvent en rapport avec l'intensité de
ces accidents. Lorsqu'après une injection intra-veineuse
pratiquée sur un chien on voit la respiration se supprimer,
puis bientôt après le cœur se ralentir et la pression éprou-
ver un abaissement peu considérable, on peut prévoir que
cet arrêt respiratoire sera de peu de durée. Mais au contraire,
lorsque les deux fonctions se suppriment successivement,
que la pression tombe très-rapidement, on doit craindre
que l'arrêt respiratoire ne soit très-prolongé et peut-être
définitif ; dans tous les cas, il ne cessera que lorsque la
fonction cardiaque sera à peu près rétablie. Tels sont les
faits les plus ordinaires ; nous devons cependant faire une
réserve : il s'agit ici de l'une des premières injections ;
nous verrons bientôt en effet que lorsque le cœur est devenu moins sensible à l'action du chloral par le fait de
nombreuses injections, l'arrêt respiratoire peut-être définitif
alors que les accidents cardiaques paraissent peu accusés.

L'arrêt respiratoire se fait presque toujours en expiration.
Que l'on examine nos tracés, et l'on remarquera que la
ligne horizontale (indice de l'arrêt) commence toujours après
une ascension de la courbe. Or, si se reportant au chapitre
où nous essayons de donner une idée des instruments employés dans nos expériences, on veut tenir compte de la

disposition du pneumographe, on comprendra facilement que chaque inspiration répond sur le tracé à une ligne descendante, et chaque expiration au contraire à une ligne ascendante. On peut d'ailleurs vérifier *de visu* le phé-nomène ; et l'on sait que l'animal ayant achevé un mouvement respiratoire oublie, pour ainsi dire, de soulever sa cage thoracique. Puis au bout d'un certain temps, on voit survenir de petites secousses thoraciques, qui deviennent de plus en plus amples, comme si cette fonction un instant supprimée éprouvait de grandes difficultés à se rétablir. La réparation est progressive, et l'on n'observe pas de ces grands mouvements inspiratoires qui succèdent en général à une privation d'air plus ou moins prolongée, et accusent un impérieux besoin de respirer. Sur les tracés, on voit la ligne horizontale présenter de petites ondulations qui deviennent de plus en plus amples, jusqu'au rétablissement complet de la courbe respiratoire. L'on peut contrôler les indications du pneumographe de Marey, par l'exploration de la pression intra-trachéale, en pratiquant à l'animal une trachéotomie, et en ajoutant au tube qui permet l'accès de l'air un tube collatéral plus petit que l'on met en communication avec un tambour à levier. Chaque appel d'air dans la cage thoracique diminue la pression dans ce tube et dans le tambour inscripteur, d'où la possibilité d'inscrire les variations de cette pression. On arrive ainsi à constater que les petits soulèvements thoraciques du début sont bien des mouvements respiratoires, car ils introduisent une quantité d'air très-petite d'abord, mais qui devient croissante dans le même rapport que l'amplitude de ces mouvements.

La restitution du type respiratoire normal se fait donc progressivement ; mais dans certains cas de chloralisation poussée à un très-haut degré, nous avons vu la réparation devenir difficile et se prolonger pendant plusieurs minutes ; parfois même la respiration, après s'être rétablie en apparence, se supprimait d'une façon définitive. Ce sont là des phénomènes tout à fait comparables à ceux que nous avons signalés, à propos des réparations des troubles cardiaques.

Mais si entre les deux séries d'accidents, il y a de nombreux points de contact, il existe aussi de nombreuses différences. Nous avons démontré, en effet, que le cœur semble s'accoutumer à l'action locale du chloral, et devient moins impressionnable, lorsque, par le fait de plusieurs injections successives, on a introduit une certaine quantité de chloral dans l'organisme. Il n'en est pas de même pour la respiration. Les accidents persistent avec la même intensité, et l'arrêt n'en est ni moins prolongé ni moins à craindre. Les figures 1, 10 et 11 qui nous ont permis de faire ressortir l'atténuation des effets cardiaques, à mesure que les injections se multipliaient, montrent au contraire la persistance des effets respiratoires.

En faisant coup sur coup plusieurs injections, à doses suffisantes pour entraîner la mort, on arrive à ce résultat, qui n'est pas sans analogie avec ceux qu'on observe par l'action combinée du chloral avec l'atropine : la respiration se supprime brusquement, tandis que le cœur, très-légèrement impressionné par le chloral, reprend son rhythme après avoir traversé une période très-passagère de ralentissement. Nous avons vu, dans un cas, le cœur conserver ses mouvements pendant plus de quatre minutes, la respiration faisant absolument défaut ; à l'autopsie on trouva tout le système vasculaire rempli de sang noir, la circulation ayant persisté pendant un certain temps, malgré l'absence absolue d'oxygénation dans le tissu pulmonaire. Dans un seul cas, nous avons constaté que la respiration avait persisté environ 4 ou 5 secondes chez un lapin, après l'arrêt complet du cœur ; la mort fut immédiate.

En résumé, l'injection intra-veineuse de chloral détermine presque toujours du côté de la respiration un arrêt plus ou moins prolongé, qui peut être définitif, qui précède constamment de plusieurs secondes l'arrêt du cœur, et persiste après lui pendant un temps parfois beaucoup plus considérable. Mais de même que pour les troubles cardiaques, on observe consécutivement à l'absorption de chloral des modifications respiratoires secondaires, qui accompagnent non-seulement la chloralisation par injection intra-veineuse, mais encore l'absorption lente par les voies sous-cutanée ou stomacale.

Dès que les premiers accidents sont réparés, on observe une période de calme. L'animal en expérience tombe dans un sommeil profond; aussitôt sa respiration devient régulière, lente et superficielle. On obtient ce résultat alors même que l'anesthésie n'est pas absolue; on peut s'en assurer en pinçant fortement un nerf sensible, le crural par exemple; la respiration change aussitôt de rhythme; l'animal semble tiré de sa torpeur par cette excitation mécanique et l'impression douloureuse qui l'a suivie; les inspirations deviennent fréquentes, saccadées et perdent le caractère automatique qu'elles semblaient avoir acquis pendant le coma chloralique.

L'excitation électrique d'un nerf produit exactement le même résultat. Doit-on conclure de là que l'application d'un courant sur divers points du corps est utile pour combattre les accidents déterminés par le chloral? Telle est l'opinion d'un certain nombre d'auteurs parmi lesquels je citerai MM. Oré (de Bordeaux), Willième, Vulpian. Ce dernier rendant ses élèves témoins d'une expérience sur le chien dit: « l'injection a été faite un peu vite... les mouvements respiratoires se sont brusquement arrêtés, et la mort serait survenue rapidement si la respiration artificielle aidée de l'électricité n'avait laissé aux premiers effets du chloral le temps de se dissiper. Pendant le court espace de temps qu'a duré cet incident, le cœur n'a pas cessé de battre un seul instant. »

Or, nous avons précédemment établi que, sauf les cas de

nombreuses injections successives, l'arrêt respiratoire qui
se produit simultanément avec un simple ralentissement
du cœur cesse presque toujours spontanément au bout
d'un temps parfois assez long. Dans le cas de M. Vulpian,
le cœur n'ayant pas cessé de battre un seul instant, nous
sommes autorisé à penser que la réparation eût été spon-
tanée. Nous avons d'ailleurs constaté assez souvent que
lorsque la dose injectée était suffisante pour provoquer un
arrêt définitif du cœur et de la respiration, les courants
électriques restaient incapables de rétablir les fonctions des
organes frappés d'impuissance. Et d'ailleurs, peut-on
exactement mesurer l'action d'un courant appliqué sur les
téguments? Ne serait-il pas à craindre, par exemple, qu'un
réophore étant placé au niveau du cou, l'excitation n'at-
teignit les filets du pneumogastrique, et ne favorisât ainsi
l'arrêt du cœur, c'est-à-dire l'accident même que l'on veut
combattre?

Nous pensons donc que, si l'électricité peut réveiller
l'animal, le tirer de sa torpeur, par l'excitation vive et la
sensation pénible qu'elle provoque, elle devient une res-
source infidèle lorsqu'il s'agit de remédier aux accidents
cardiaques et respiratoires.

La respiration artificielle nous paraît préférable. Elle est
recommandée par Richardson, par Vulpian, et semble avoir
donné dans diverses circonstances des résultats heureux.
Le nombre des faits que nous avons observés est trop peu
considérable pour que nous puissions émettre une opinion.
Nous dirons seulement que, dans un cas, la respiration
artificielle pratiquée avec persévérance sur un lapin, après
arrêt du cœur et des mouvements respiratoires, a réveillé
au bout d'un quart d'heure environ les battements cardiaques. Mais dans l'intervalle, la cage thoracique ayant été
ouverte, nous n'avons pu juger si ce réveil tardif d'une
fonction qui paraissait éteinte depuis longtemps eût suffit
au rétablissement complet de l'animal.

THÉORIE DES TROUBLES RESPIRATOIRES.

Avant de terminer, disons un mot de la théorie des accidents respiratoires. Le mécanisme des troubles immédiats nous paraît bien difficile à expliquer.

Nous avons établi, en effet, que l'arrêt respiratoire se produit constamment avant l'arrêt du cœur. Or, l'arrêt cardiaque est déterminé par un axe réflexe limité au cœur lui-même. Il faut donc admettre que l'excitation des filets sensitifs de l'endocarde provoque un réflexe qui arrête la respiration avant d'agir sur le cœur. Mais la question importante, c'est moins la rapidité de l'acte réflexe que la voie de transmission par laquelle il agit sur les muscles respirateurs. Le point de départ est évidemment le même que pour l'acte réflexe cardiaque. Nous avons vu que l'introduction directe du chloral dans le cœur droit, au moyen d'une sonde, provoque, aussitôt et presque simultanément les arrêts cardiaque et respiratoire ; mais nous avons vu (fig. 9) que, chez un animal soumis à l'action de l'atropine, si les pulsations du cœur persistent après une injection de chloral, les troubles respiratoires ne sont nullement atténués ; d'où cette conclusion que les voies de retour de l'action réflexe, qui sont représentées pour le cœur par les filets cardiaques terminaux des pneumogastriques, sont différentes pour le système respiratoire.

En somme, il reste à déterminer exactement par quelle voie se fait la transmission de l'axe réflexe, aussi bien centripète que centrifuge, qui a pour résultat l'arrêt respiratoire. C'est un problème à résoudre, difficile sans doute, mais à la solution duquel les recherches expérimentales permetteront certainement d'arriver.

COMPLÉMENT.

Ce travail était achevé lorsque, le 28 juillet 1877, fut communiquée à la Société de biologie une note de M. François Franck, sur le mécanisme des arrêts respiratoires sous l'influence du chloral. Les conclusions de l'auteur confirment un certain nombre des faits que nous avons rapportés et, d'autre part, comblent en partie la lacune que nous signalions au sujet des troubles respiratoires. Après avoir établi l'existence dans les parois du cœur de filets centripètes (nerfs sensitifs) réagissant par voie réflexe sur les mouvements respiratoires, M. Fr. Franck constate qu'après la section des pneumogastriques, il ne se produit plus d'arrêt respiratoire sous l'influence du chloral; il en tire cette conclusion :

Il y a donc dans le tronc des pneumogastriques des filets nerveux centripètes, ayant leur origine dans l'endocarde, et en rapport dans les centres avec des amas de substance grise, origine des nerfs respiratoires, spécialement des phréniques.

Pour déterminer que c'est bien l'impression causée sur l'endocarde qui produit l'arrêt respiratoire, l'auteur, après avoir constaté l'instantanéité du phénomème lorsqu'on injecte le chloral directement dans le cœur au moyen d'une sonde, fait, sur un animal à poitrine ouverte, le pincement de l'artère pulmonaire, pour s'assurer que l'action du chloral ne dépasse pas la sphère des cavités cardiaques; les arrêts réflexes persistent encore, ou du moins s'accusent par les actes musculaires qui les produiraient si la paroi thoracique était intacte. Ces deux expériences établissent que le point de départ de l'action suspensive est bien dans le cœur lui-même.

L'auteur s'attache ensuite à démontrer la dissociation des deux actes réflexes en vertu desquels se produisent les

arrêts respiratoires et cardiaques. Il rapporte des expériences qui confirment ce qu'il avait déjà indiqué au sujet de
l'atténuation des effets cardiaques sous l'influence des
injections successives de chloral, et de l'empoisonnement
par l'atropine; dans ces deux cas le réflexe respiratoire
persiste.

Enfin, grâce à des dissections délicates, l'élimination suc-
cessive de tous les filets nerveux pouvant servir de voie de
transmission lui a permis d'établir que les filets cardiaques
centripètes dont l'excitation périphérique produit l'arrêt
réflexe de la respiration, sont contenus dans le tronc des
pneumogastriques et ne les abandonnent pas à la partie
supérieure de la région cervicale pour se porter dans les
nerfs anastomosés avec ces troncs.

CONCLUSIONS.

1° Lorsqu'on injecte dans le système veineux d'un animal une quantité suffisante de chloral en solution, on ne
tarde pas à voir se produire presque simultanément, du
côté du cœur et de la respiration, des troubles qui consistent en arrêts plus ou moins rapides et prolongés (*accidents
primitifs*).

2° Sous l'influence de la chloralisation confirmée, ou
narcose chloralique, il se produit tardivement des troubles
cardiaques et respiratoires multiples (*accidents secondaires,
spontanés.*)

3° Les accidents cardiaques primitifs, très-variables
suivant la dose, la rapidité de l'injection, etc., consistent
par ordre de gravité décroissante en : 1° arrêt définitif ;
2° arrêt momentané ; 3° simple ralentissement des pulsations.

4° Les indications fournies par la pression artérielle
confirment les résultats obtenus par l'exploration directe du
cœur.

5° Le cœur ralenti sous l'influence du chloral se laisse
distendre outre mesure dans l'intervalle de deux systoles.

6° Au début, le ventricule se vide complètement ; mais
il devient bientôt impuissant à envoyer dans le système
artériel des ondées sanguines de quelque volume. On voit
alors un cœur gorgé en diastole permanente et présentant
de petites secousses ventriculaires sans effet utile.

7ᵉ Pendant l'arrêt ventriculaire, les systoles de l'oreillette
persistent, ce qui explique l'engorgement et l'augmentation constante de volume du cœur sous l'influence du
chloral.

8ᵉ Les troubles se réparent d'autant plus vite qu'ils ont été moins graves. La période de réparation ne présente rien de constant dans son mode d'apparition, ses caractères et sa durée ; elle varie surtout suivant la dose injectée et la quantité de chloral préalablement absorbée par l'animal ; rapide après une première injection, elle devient lente après une série d'injections successives.

9ᵉ Le chloral agit par son contact immédiat avec la paroi interne du cœur droit.

10ᵉ Il excite les filets nerveux sensibles de l'endocarde, et détermine dans les ganglions intra-cardiaques une action réflexe qui retentit sur les fibres modératrices des pneumogastriques, d'où arrêt du *cœur en diastole*.

11ᵉ Sur le cœur, isolé de la tortue terrestre, on observe, en faisant passer un courant de sang chargé de chloral, un *arrêt systolique*. Le chloral pénétrant immédiatement dans les artères coronaires, à sa sortie du ventricule qui est simple, agit directement sur les fibres musculaires dont il provoque la contracture, comme il produit celle des muscles dans les artères desquelles il est directement injecté.

12ᵉ Le chloral détermine peu à peu la paralysie des extrémités périphériques des pneumogastriques, d'où atténuation des accidents cardiaques à mesure que les injections se multiplient.

13ᵉ Les troubles cardiaques consécutifs sont trés-variables ; le plus souvent ils sont caractérisés par une période de ralentissement, suivie d'irrégularités. Chez les mammifères, on observe souvent des périodes de systoles avortées, avec grande chute de pression, et disparition des pulsations artérielles.

14ᵉ Le chloral détermine la congestion générale des organes, la dilatation des capillaires par paralysie des vaso-moteurs, ce qui explique certains phénomènes tels que l'abaissement de la pression, la diminution de la température, etc.

15ᵉ Les troubles respiratoires sont analogues aux troubles cardiaques. Cependant le simple ralentissement est rare ; le plus souvent c'est un arrêt absolu qui suit presque immédiatement l'injection intra-veineuse.

16ᵉ L'arrêt respiratoire survient toujours avant les troubles cardiaques, et ne cesse que lorsque ceux-ci sont en parties réparés.

17ᵉ L'arrêt respiratoire peut être définitif, et les battements du cœur persistent encore durant plusieurs minutes.

18ᵉ L'emploi des courants électriques contre ces accidents n'est pas à l'abri de tout danger. La respiration artificielle semble donner de meilleurs résultats.

19ᵉ La théorie des troubles respiratoires immédiat nécessite encore de nouvelles recherches, mais peut s'appuyer sur ce fait qu'il s'agit d'actes musculaires réflexes dont le point de départ est dans l'excitation des filets sensibles de l'endocarde.

INDEX BIBLIOGRAPHIQUE

(Au seul point de vue de l'action physiologique sur la circulation et la respiration)

Bouchut. — Notes sur les effets physiologiques et thérapeutiques du chloral. C.-Rend., Ac. sc., 1869. Gazette des hôpitaux, nov. 1869.

Carville. — Société de biologie, 1869.

Demarquay. — C.-Rend. Ac. des sciences, tome LXIX.

Dieulafoy et Krishaber. Expériences nouvelles sur le chloral hydraté. Gaz. des hôpitaux, 1869.

Jacquemet. — Montpellier médical, 1869.

Kastus. — Lyon médical, 1869.

Léon Labbé et Goujon. — Gaz. des hôpitaux, oct. 1869.

Laborde. — Dangers de l'administration du chloral (C.-Rend. Ac. des sc., t. LXIX).

Liebreich. — Revue thérapeutique, oct. 1869,

Namias. — Gazette des hôpitaux, p. 148, 1869.

Niderkorn. — Mouvement médical, p. 507, 1859.

Richardson. — Association britannique (Sect. de biologie, 1869). Société de chirurgie. Discussion, 1869.

Faure. — Propriétés physiologiques et thérapeutiques du chloral (thèse Paris, 1870.)

Grignon. — Recherches cliniques et expérimentales sur l'action du chloral (thèse Strasbourg, 1870).

Hammond. — New-York méd. journal, févr. 1870.

Jastrowitz. — Lyon médical, mai 1870.

Ladevi-Roche. — Hist. des injections dans les veines (th. 1870).

Liebreich. — Hydrate de chloral, 1870.

Limousin. — Bulletin de thérap., 1870.

Napiéralski. — Propriétés chimiques, physiologiques et thérapeutiques du chloral (thèse Paris, 1870).

Rougeot. — Recherches cliniques et expérim. (thèse 1870).

Verneuil. — C.-Rend. Ac. des sc., 1870.

Société de biologie, 1870 (Disc. Ranvier, Carville, Legros, etc.).

Camboulives. — Etudes sur le chloral, thèse 1870.

Magnaud. — Propr. physiologiques du chloral, th. 1871.

Société de chirurgie. — Discussion, 1871.

Zuber. — Du chloral. Recherches cliniques et expérimentales (th. Strasbourg, 1871.

Gubler. — Cours à la Faculté de médecine, 1872-73).

Horand et Peuch. — (Lyon, Soc. médecine, février 1872).

Offret. — Quelques considérations sur le chloral (thèse 1872).

Oré. — Disc. Société de chirurg., mai 1872.

Rudolph Ardnt. — Arch. für psych. und Nerverkrank, Berlin, 1872.

Bouchut. — Gaz. des hôpit., juin 1873.

Bourdon. — Rev. de thérap., 1873.

Corradi. — Revue de toxicologie, 1873.

Crichton-Brown. — Union médic., 1873. The lancet, 1873.

Gubler. — Du chloral en thérapeutique (J. de pharmacie et de chimie, tome XVIII, p. 48 et 129.

Horand et Peuch. — Effets physiologiques de l'hydr, de chloral sur l'homme et les animaux. (Gaz. médic. de Paris, n° 44, 1873).

Kirkpatrich Murphy. — Action du chloral hydraté, 1873.

Manning. — A note concerning the hydrate of chloral (The Lancet, mai 1873).

Oré. — Injections intra-veineuses de chloral. Paris, 1873.

Panas. — Courrier médical, 1873.

Pellissier. — Thèse Paris, 1873.

Wermish. — The Lancet, 2 et 9 août 1873.

Byasson. — C.-R. Ac. des sciences, 1874.

W. Keen. — Philadelphie, 1874.

Ern. Labbée. — Art. Chloral (Dictionn. encyclop. des sc. médic.)

Lissonde. — Thèse de Paris, 1874.

Mac Kendrick. — Edinburg medic. Journal, 1874.

Mering. — Recherches sur les effets des hydrates de chloral et de croton-chloral (Arch. für experimentelle Pathologie, 1874).

Miquel. — Thèse de Paris, 1874.

Oré. — C.-Rend. Ac. des sc., février 1874, note.

Poinsot. — Gazette médic. de Bordeaux, 1874.

Rokitansky. — Stricher's Jarbücher, 1874.

Vulpian. — Leçons à la Faculté de médecine, publiées par le Progrès médical, le journal l'École de médecine, 1874.

Bulletin de l'Acad. de médec., juin 1874.

Société de chirurgie. — Discussions (1er avril, 29 avril, 6 mai, 20 mai).

Cl. Bernard. — Leçons sur les anesthésiques et sur l'asphyxie (Paris, 1875).

Chirone. — Note sur l'injection de chloral dans les veines (Lo sperimentale, mai 1875).

Heger et Stiénon. — Action du chloral sur le centre vaso-moteur (Journal de Bruxelles, t. LX, p. 197).

L. Lefévre. — Thèse de Paris, 1875.

Mosso. — Recherches sur le chloral (Turin, 1875).

Oré. — Études cliniques sur l'anesthésie chirurgicale (Paris, 1875).

Tizzoni et Fogliata. — Rivista clinica di Bologna, 1875.

M. Sée. — Journal de thérapeutique, 1875.

Deneffe et Van Wetter. — Bull. de l'Ac. de méd. de Belg., 1876.

Keen. — The American Journ. of med. sc., 1876.

Société de chirurgie. — Disc. 1er mars 1870 (Verneuil, Tillaux, Després, etc).

François Frank. — Recherches sur les troubles cardiaques, etc. (Gaz. hebd., mai 1872).

Comptes rendus des travaux du laboratoire du professeur Marey, 1872. C.-R. Acad. sciences, avril, mai 1877.

TABLE DES MATIÈRES.

Paris. — Typ. A. PARENT, Imp. de la Faculté de Médecine, r. M.-le-Prince, 31.

BIBLIOTHEQUE NATIONALE DE FRANCE
3 7531 03086462 4

9 782329 162188